EXPÉRIENCES

AVEC

LE CRANIOCLASTE

DE CARL BRAUN (DE VIENNE)

DANS LES BASSINS TRÈS RÉTRÉCIS

ET

PROPOSITION D'UN NOUVEAU PROCÉDÉ D'EXTRACTION DU FŒTUS
AVEC LE MÊME INSTRUMENT.

PAR

Bélisaire-Jacob **NARICH**

Docteur en médecine de la Faculté de Paris,
Ancien externe des hôpitaux et de la clinique d'accouchements et de gynécologie
de Paris,
Médaille de bronze de l'Assistance publique.

> ....On doit chercher la science
> dans tous les pays......
> BUDIN *(Cours d'accouchement. 1881.)*

PARIS

O DOIN, LIBRAIRE-EDITEUR

8, PLACE DE L'ODÉON, 8.

—

1882

EXPÉRIENCES

AVEC

LE CRANIOCLASTE

DE CARL BRAUN (DE VIENNE)

DANS LES BASSINS TRÈS RÉTRÉCIS

ET

PROPOSITION D'UN NOUVEAU PROCÉDÉ D'EXTRACTION DU FŒTUS
AVEC LE MÊME INSTRUMENT.

PAR

BÉLISAIRE-JACOB NARICH

Docteur en médecine de la Faculté de Paris,
Ancien externe des hôpitaux et de la clinique d'accouchements et de gynécologie
de Paris,
Médaille de bronze de l'Assistance publique.

.....On doit chercher la science
dans tous les pays......
BUDIN. (*Cours d'accouchement.* 1881.

PARIS
A. PARENT, IMPRIMEUR DE LA FACULTÉ DE MÉDECINE
A. DAVY, SUCCESSEUR
29-31, RUE MONSIEUR-LE-PRINCE, 29-31

1882

EXPÉRIENCES

AVEC

LE CRANIOCLASTE

DE CARL BRAUN (DE VIENNE)

DANS LES BASSINS TRÈS RÉTRÉCIS

ET PROPOSITION D'UN NOUVEAU PROCÉDÉ D'EXTRACTION
DU FŒTUS AVEC LE MÊME INSTRUMENT.

AVANT-PROPOS.

C'est à notre ancien maître, M. le professeur Vulpian, que nous devons d'avoir pu exécuter les quelques expériences qui font le sujet de notre thèse. Les mannequins de la clinique d'accouchements ne pouvant pas être rétrécis au-dessous de 6 cent. et demi, M. le Doyen a bien voulu mettre à notre disposition un des mannequins de la Faculté, et nous autoriser à travailler dans le laboratoire de l'Ecole de médecine. Nous le prions d'agréer l'expression de nos plus vifs remerciements.

Notre sujet a été divisé en cinq chapitres. Dans le premier

et le second nous décrivons les instruments que nous avons employés, et nous faisons ensuite l'historique du cranioclaste.

Dans le troisième nous examinons les travaux des auteurs qui se sont occupés de cette question, donnant la description que fait Barnes de sa méthode, et nous arrêtant plus particulièrement sur trois mémoires qui ont été publiés sur ce sujet en Italie, par Fabbri, Cuzzi et Nicola.

Le quatrième renferme la description de nos expériences; dans le cinquième nous examinons ces dernières en faisant ressortir les avantages ou les inconvénients que nous croyons avoir trouvés à chaque procédé d'extraction du fœtus.

N'ayant eu pour guide dans l'exécution de ce modeste travail que notre faible initiative, nous prions nos juges de nous accorder leur indulgence dans l'appréciation qu'ils feront de notre thèse.

Paris, le 18 *décembre* 1881.

CHAPITRE PREMIER

A. — MANNEQUIN ET INSTRUMENTS EMPLOYÉS DANS LES EXPÉRIENCES.

Le mannequin que nous avons employé sort de la maison de M. Mathieu. Il fut solidement attaché sur une table de façon que le pubis en dépassait le bord, et se trouvait à 1 mètre 7 cent. du sol. Les parois du bassin sont recouvertes de caoutchouc, qui garde en dépressions ou en déchirures les traces de violences exercées pendant que l'on opère.

Les dimensions des diamètres du bassin dans les rétrécissements de 50 et de 40 millimètres sont les suivantes:

1° *Diam. promonto pubien—minimum*..... 50   millim.

De la face postérieure de la symphyse pubienne, au sommet de la symphyse sacro-iliaque....................................... 67   —

Diam. transverse passant par le centre du détroit.. 10 1[2   —

2° *Promonto pubien—minimum*.......... 40   —

Du pubis à la symphyse sacro-iliaque... 59   —

Diam. transverse passant par le centre du détroit.. 9 1[4   —

Le plan du détroit regarde en bas et très légèrement en avant.

Le cranioclaste de Carl Braun (Pl. I fig. 1) que M. Mathieu a eu l'obligeance de nous prêter, offre une courbure dans ses mors, courbure qui en est précédée d'une autre, moins prononcée, et qui porte sur la moitié supérieure des branches. L'une des branches est fenêtrée à son extrémité supérieure et dentelée en dedans ; l'autre, celle qui porte le pivot, est pleine et dentelée sur ses parties latérales ; les dentelures des deux mords se correspondant lorsque l'instrument est fermé. En supposant la branche fenêtrée appliquée directement contre la paroi droite du bassin, la concavité de la courbure du mors regardera à gauche et la fenêtre de l'instrument dépassera en arrière de 1 cent. et demi environ le niveau de la branche. En avant tout est sur le même plan. (Pl. I fig. 2.)

L'instrument pèse.... 1436 grammes.

Les dimensions en sont les suivantes :

Longueur............,........ .... 43 centimètres.

De l'articulation au sommet)............ 19 —

De l'articulation à l'extrémité des manches... 23 —

La plus grande largeur de la fenêtre, (près du sommet............................ 31 millimètres.

La plus grande épaisseur des deux mors rapprochés........................... 30 =

Du sommet de la branche fenêtrée sur le plan horizontal (l'instrument étant posé sur une table)........................... 43 —

Distance en diagonale de l'un des bords de la branche fenêtrée en arrière à l'autre bord en avant (près du sommet)........... 33 —

Le trépan de Braun, dont la couronne possède un diamètre

de quelques millimètres plus grand que celui de la branche pleine qui doit être introduite dans le crâne.

Un céphalomètre (Pl. I fig. 4) qui nous a servi pour mesurer les diamètres de la tête; et ceux du bassin (en fermant et croisant les branches). Nous vérifions toujours chaque mensuration en portant l'écartement des branches sur un mètre.

B. — MENSURATION DES DIAMÈTRES DE LA TÊTE DES FŒTUS.

On serait certain de comparer avec exactitude les expériences des auteurs, si ces derniers avaient indiqué les les moyens employés dans la mensuration des diamètres de la tête, et surtout les extrémités de ces diamètres sur lesquelles ils plaçaient leur instrument. M. Budin dans son travail remarquable sur la tête du fœtus (1) dit avec juste raison : « Quel est leur point de départ ? Quel est au juste leur point d'arrivée ? Il serait difficile de trouver sur ce sujet deux auteurs qui s'accordent complètement; il y a plus, et rien ne saurait mieux fournir une idée de la confusion qui règne en général, les figures données dans les livres et représentant ces diamètres sont le plus souvent en désaccord complet avec le texte même de l'auteur ».

Les fœtus morts ayant souvent les chairs très dures, il fallait, avant d'appliquer l'instrument, exercer pendant quelque temps une forte pression sur l'extrémité de chaque diamètre; sans cette précaution on pourrait se tromper de plusieurs millimètres.

(1) Budin. — De la tête du fœtus en obstétrique. Doin, édit. 1876.

Les diamètres que nous avons mesurés sont les suivants:

1° *L'occipito-frontal*, de la pointe de l'occipital à la racine du nez;

2° *L'occipito-mentonnier*, de la pointe de l'occipital au sommet du menton;

3° *Le sus-occipito-mentonnier*, ou plutôt diamètre de la tête maximum; (Voir exp. XVI note 1).

4° *Le mento sus-nasal*. Après avoir appliqué fortement le maxillaire inférieur contre le supérieur, nous appliquions une des extrémités du céphalomètre sur le point le plus saillant du menton, et l'autre sur la racine du nez. Ce dernier point de repaire nous le prenions dans l'angle rentrant formé par le frontal et les os propres du nez au moyen de l'ongle de l'index; nous y plantions quelquefois une épingle pour ne pas le perdre de vue;

5° *Le bipariétal* ou transverse maximum, d'une bosse pariétale à l'autre, « en promenant le céphalomètre horizontalement et verticalement »; (1)

6° *Le bitemporal*, de la naissance de la suture pariéto-frontale d'un côté à la naissance de la même susuture de l'autre. Nous appliquions le céphalomètre sur le bord antérieur du temporal qui limite en arrière la naissance de cette suture, et qui offre une certaine résistance;

7° *Le bimalaire*, d'une apophyse malaire à l'autre, non loin de l'angle externe des paupières et un peu au-dessous de cet angle;

8° *Le bimastoïdien*, d'une apophyse mastoïde à l'autre. Si,

(1) Budin et Ribemont : Recherches sur les dimensions de la tête du fœtus. V. A. Delahaye 1879.

prennant entre deux doigts le sommet des deux apophyses mastoïdes on exerce une forte pression, on sent qu'elles tendent à se rapprocher un peu ; il y a une certaine élasticité. Les mêmes doigts appliqués à une petite distance du sommet, là où l'apophyse mastoïde fait corps avec le rocher du temporal, éprouvent au contraire une grande résistance; le diamètre est inflexible ; c'est à ce point que nous appliquions les extrémités de l'instrument. Si l'on remonte plus haut le diamètre devient de plus en plus réductible.

Les diamètres bimalaire et bimastoïdien sont ceux qui nous intéresseront le plus dans nos expériences.

Fabbri, dans presque tous les fœtus qu'il a employés, a trouvé le diamètre bimastoïdien inférieur au bimalaire de 1 à 14 millimètres. Nous l'avons trouvé supérieur de 3 à 6 millimètres. Cuzzi et Nicola l'ont également trouvé supérieur, quelquefois cependant égal au bimalaire (1).

(1) Toutes nos expériences ont été exécutées du 31 octobre au 8 novembre de cette année 1881. Un jeune homme attaché au laboratoire de M. le professeur Hayem, nous servait d'aide.

CHAPITRE II.

HISTORIQUE.

A. — De la craniotomie en général

Lorsque le rachitisme ou une autre cause a déformé dans le jeune âge le bassin de la femme, au point de rendre impossible par les efforts de la nature ou par une application de forceps le passage de la tête du fœtus à travers le détroit, supérieur, tout en permettant cependant le passage des instruments, il ne reste qu'un parti à prendre pour avoir le plus de chances de sauver la mère : c'est de sacrifier l'enfant en faisant l'opération de la craniotomie (κρανίον tête, τομὴ section).

De tout temps les accoucheurs ont naturellement cherché les moyens d'extraire le fœtus en réduisant les dimensions de la tête; aussi Tyler Smith considère-t-il le craniotomie comme la plus ancienne des opérations obstétricales. Les premiers instruments employés étaient des perforateurs, des crochets et des couteaux, mais ils étaient tous assez imparfaits et maniés très problablement, au gré de l'opérateur, sans règle ni méthode.

Il a fallu nombre de siècles pour voir un grand progrès se réaliser dans la chirurgie obstétricale; nous voulons parler de l'invention du forceps (première moitié du dix-septième siècle) par un médecin anglais Chamberlen Pierre.

C'est en effet grâce à cet instrument qu'est venu à l'esprit des accoucheurs l'idée de broyer la tête de l'enfant. De tracteur et de compresseur qu'il était, on n'avait pour en faire un instrument de broiement, qu'à le rendre plus solide et, par un mécanisme particulier, en rapprocher vigoureusement les manches. C'est ce qu'ont fait Coutouly, Assalini, Delpech, Lauverjat. Ces transformations du forceps nous mènent à une autre invention bien plus heureuse et qui fait époque en obstétrique : le céphalotribe de Baudelocque (1829).

Le premier céphalotribe consistait en une pince droite, très puissante, dont les mors placés de chaque côté des parois du bassin, embrassaient la voûte de la tête pour aller plus haut saisir et écraser la base du crâne, par le rapprochement des manches au moyen d'une manivelle très solide.

Mais, comme la plupart des instruments nouveaux, le céphalotribe offrait des imperfections; aussi subit-il une série de tranformations utiles. Il était droit et l'on ne pouvait par conséquent pas, après son introduction, porter son extrémité supérieure assez en avant et presque au-dessus du pubis, pour bien saisir la tête, maintenue sur un plan antérieur par la proéminence de l'angle sacro-vertébral. Cazeaux pour obvier à cet inconvénient sérieux, fit ce qu'avaient fait Smellie et Levret pour le forceps de Chamberlen, il donna au céphalotribe une courbure dont la concavité, pendant l'écrasement, doit regarder la symphyse pubienne. Pour empêcher la tête de fuir pendant le rapprochement des manches on rapprocha les extrémités supérieures l'une de l'autre par une légère courbure latérale. Enfin, pour rendre la saisie plus solide, les uns excavèrent légèrement la face interne et la rendirent irrégulière, d'autres y ajoutèrent des pointes et des saillies. M. Depaul dans son céphalotribe fit ajouter un crochet très solide à l'extrémité supérieure des branches, crochet dont le bord libre s'enfonce dans les os de la base et empêche ainsi le glissement pendant les tractions. A toutes ces modifications les auteurs en ajoutèrent une autre non moins importante, la diminution de volume et de poids.

Nous dirons en quelques mots quels sont les principaux instruments qui furent inventés après le céphalotribe; tous sont basés sur le même principe : la destruction de la base :

Le forceps-scie de Van Huevel (1842), « instrument d'un mécanisme compliqué, d'un maniement difficile » et qui ne serait de quelque utilité que dans quelques cas, très exceptionnels, cas dans lesquels l'application des autres instruments ne serait peut-être pas contre-indiquée. Il a pour but de scier la tête du fœtus entre les branches d'un forceps et de l'extraire des parties maternelles par tranches régulières.

Le sphénotome de M. Guyon (1865) a pour but, après avoir perforé la voûte, de porter la couronne d'un trépan sur la base du crâne, pour attaquer la tête dans sa clef de voûte, le corps du sphenoïde.

Le transforeur de Hubert de Louvain, qui a également ment pour but de perforer la base, mais à plusieurs reprises et sur différents points, selon le dégré du rétrécissement.

B. — Origine du cranioclaste.

Hippocrate (Ve siècle avant notre ère) parle d'un πίεστρον destiné à briser les os « pour tirer du ventre de la mère le fœtus mort ». Il s'agissait sans doute d'une pince puissante, rappelant, de loin le cranioclaste (κρανιον crâne — κλάω je brise).

Les Arabes (VIII° et IX° siècles de notre ère) qui reprirent les travaux des Grecs en décadence, auraient adopté le πιεστρον d'Hippocrate au moyen du quel ils mettaient en pièces la tête fœtale, dans les cas où un crochet appliqué dans l'orbite ou dans la bouche (Albucassis) ne suffisait pas pour extraire la tête.

Ambroise Paré (XVI° siècle) parle de crochets et de tenailles, destinés à diminuer le volume de la tête. Ces instruments, qu'il représente dans ses livres, étaient employés avant lui et on les trouve chez tous les accoucheurs jusqu'au XVIII° siècle.

Dans notre siècle, le premier modèle de pinces employé et rappelant assez le cranioclaste, paraît être, la pince de Davis, que Jacquemier représente dans son traité (1), laquelle légèrement modifiée se trouve également représentée dans l'*armamentarium Lucinæ novum de Kilian* (Tab. 41 fig. 4). Cet instrument offre une légère courbure à son extrémité, et des dentelures destinées à donner une prise solide. Après avoir perforé le crâne, dit Jacquemier, on introduit l'une des branches dans sa cavité, et l'autre entre la tête et les parois du bassin ; on articule ensuite pour opérer les tractions. Le même auteur ajoute que l'accoucheur devrait posséder une pince à mors excavés et à bords coupants, afin que l'on puisse extraire par morceaux la tête du fœtus.

C'est en 1860 que Simpson fit construire un cranioclaste « qui se rattache, dit M. Guéniot (2), d'une manière frap-

---

(1) Jacquemier. — Manuel d'accouchement. Vol. 2, page 438.
(2) Dictionn. des sciences médicales, article craniotomie, 1859.

pante aux procédés des anciens, et qui offre une grande ana-
ogie avec les pinces à os de Mesnard et de Davis ». Il est
formé de deux branches, *sans courbure*, ayant la longueur
du petit forceps. L'extrémité de l'une d'elles, est fenêtrée et
dentelée en dedans, l'autre est pleine et dentelée sur ses
faces latérales.

En Angleterre où, paraît-il, « on pratique l'embryotomie
même à la vulve,» cet instrument fit grand bruit. « Simpson
fait grand éloge de son procédé, dit M. Tarnier (1), mais en
France il ne donna pas tant de succès... c'est une pince petite, et si la tête est élevée il faut articuler dans le vagin. »
Cependant le même auteur ajoute qu'elle offre un avantage :
« après la céphalotripsie, dit-il, on peut extraire le crâne plus
facilement, car il prend en un point une prise solide, tout
en laissant la tête se mouler au détroit. »

Pour obvier aux inconvénients de cet instrument, le professeur Barnes, de Londres (2), donna aux branches une
plus grande longueur, et aux bords une légère courbure ;
en outre il appliqua un écrou aux extrémités des manches,
dans le but « d'assurer la prise sans fatiguer les mains » (3)
Les figures que l'on trouve dans le livre de Barnes, ne
donnent pas une idée exacte de son instrument. Du reste
c'est à peine si cet auteur dit quelques mots de ces modifications, qu'il considère, à juste titre, comme très importantes (4).

(1) Dict. de Jaccoud, article embryotomie.

(2) Barnes. — Leçons sur les opérations obstétricales. Traduction sur
la deuxième édition, par le Dʳ A. E. Cordes, 1873.

(3) Idem. page 11.

(4) Le cranioclaste de Barnes, dit Cuzzi, pese 630 grammes, et possède une longueur de 37 centimètres.

Les modifications que Carl Braun, de Vienne, fit subir au cranioclaste, diffèrent de celle de Barnes en ce que les branches de cet instrument sont encore plus longues, la courbure plus prononcée, pour faciliter l'adaptation sur le crâne et les parois du bassin. L'instrument est en somme plus puissant, il peut être appliqué très haut, il donne une prise plus solide.

CHAPITRE III.

TRAVAUX DES AUTEURS SUR LE CRANIOCLASTE.

Le cranioclaste de Simpson était une pince d'arrachement, de torsion et de traction. Dès qu'on lui fit subir les
modifications importantes dont nous avons parlé, il en dé-
coula pour cet instrument la nécessité d'être appliqué avec
plus de méthode. C'est sur la femme vivante qu'il fut d'a-
bord employé (1). Il possède, avons-nous dit, deux branches
dont l'une pleine doit être introduite dans la cavité crânienne, tandis que l'autre fenêtrée doit être placée entre la tête
et les parois du bassin.

Mais cette dernière branche, sur quelle région de la tête
fœtale sera-t-elle appliquée ?

Et de quel côté par rapport au bassin ?

Comment Carl Braun opère-t-il dans les nombreuses
applications qu'il fait à la maternité de Vienne ?

C'est surtout dans le but d'éclairer ces différents points
qu'ont été faites les expériences très intéressantes de Fabbri (1875), de Cuzzi (1878), et de Nicola (1880) (2), et
dont nous aurons l'occasion de parler souvent.

(1) Barnes ne fait que citer Burns, Osborn et Davis pour prouver les
avantages de son instrument; il ne dit pas si ces auteurs se sont ap-
puyés sur des expériences cadavériques ;

(2) M. Budin, s'est empressé à notre première demande de nous donner tous les renseignements pour obtenir ces mémoires si difficiles à
trouver en Italie même; nous le prions d'agréer l'expression de nos plus
sincères remerciements.

Avant d'examiner lés expériences de ces auteurs, il serait bon de dire quelques mots du procédé opératoire de Barnes.

A. *Méthode de Barnes*

L'éminent accoucheur de Londres, qui malheureusement ne consacre qu'un chapitre de deux pages à cette importante question, commence ainsi son article sur la craniotomie :

« Par où convient-il de saisir la tête ?

« Si la tête s'affaisse bien, et si la disproportion n'est pas considérable, il suffit de saisir le front qui, étant en général dirigé à droite est facile à prendre ; mais, s'il y a quelque difficulté, il vaut mieux saisir par l'occiput. La tête ne descend pas bien, la face la première, si la voûte et l'occiput ne peuvent pas être écrasés contre la base. La compression du crâne se fait dans le passage même ; la tête doit donc être assez ductile pour subir l'applatissement et l'élongation nécessaires. »

Il faut par conséquent, faire une première application, un premier essai, pour savoir si la tête est assez ductile. Si elle résiste, il faudra saisir l'occiput, par une deuxième application de l'instrument. L'auteur ne nous dit pas comment il saisit l'occiput, ni comment le cranioclaste doit saisir le front.

« Si le crâne est trop ferme, dit-il, nous devons agir tout différemment ; il faut enlever des morceaux de la voûte et la tâche devient infiniment plus facile. »

Sans doute, il est plus facile d'extraire une tête à travers un bassin peu rétréci, après avoir diminué le volume de la voûte. Mais l'opération n'est-elle pas rendue plus difficile, plus compliquée, plus dangereuse même, par le fait que l'on doit d'abord arracher une partie des os du crâne, par l'introduction répétée de l'instrument ?

L'auteur ajoute ensuite :

« Osborn prétendait qu'en faisant basculer la base du crâne de façon à l'amener par une de ses extrémités au détroit, on peut délivrer un fœtus complètement développé, à travers un détroit mesurant seulement 38 millimètres.

« Hull le contesta chaudement.

« Burns arriva à la même conclusion qu'Osborn, et montra que l'enlèvement de la voûte réduit le crâne à sa base, et que, si on amène la tête comme dans une présentation de la face, rien ne se présente au détroit que le diamètre compris entre l'orbite et le menton, qui n'a guère plus de 25 millimètres. Il suffit donc que le bassin ait un diamètre conjugué de 38 à 44 millimètres, et un diamètre transversal de 76 millimètres. »

Pour ce qui concerne le diamètre entre le menton et l'orbite, il est probablement question du rebord inférieur de ce dernier. Pour réduire la face à ces dimensions, il faudrait arracher également les voûtes orbitaires, et détruire une grande partie du nez.

Dans les fœtus qui ont servi à nos expériences, le diamètre mento-sus-nasal, qui s'arrête à la racine du nez, offrait de 37 à 46 millimètres.

Quant à la possibilité, contestée par Hull, d'extraire le fœtus à travers un bassin de 38 millimètres, peut-être y arrive-t-on, mais après avoir « *réduit le crâne à sa base* », en enlevant l'occiput en grande partie, les pariétaux, une portion du temporal, le frontal, et avec lui, (pour réduire le diamètre mento-nasal) arracher les voûtes orbitaires, et détruire la racine du nez !

Barnes décrit ensuite la façon dont il opère :

« J'introduis, dit-il, la petite branche dans le crâne, et l'autre entre l'os que je veux enlever et la peau ; ayant ainsi saisi un morceau du pariétal ou de l'occipital, je le tords brusquement, ce qui le sépare, puis je l'arrache avec précaution, le guidant avec la main gauche, qui protège le vagin. Si le bassin n'est pas extrêmement déformé, il peut suffire d'enlever ainsi deux ou trois morceaux, par exemple un angle du pariétal et un de l'occipital. L'arcade crânienne est ainsi brisée, de sorte que ce qui en reste s'aplatit aisément sur la base, et forme comme un gâteau plat lorsque la tête arrive au détroit ; quand j'ai arraché assez pour permettre cet aplatissement, je saisis le front et la face ; la vis qui est à l'extrémité des manches assurant la prise sur le frontal. La pince agit comme un céphalotribe et en tient lieu. Puis je tire, d'abord fort en arrière, pour faire décrire à la tête un cercle autour du faux promontoire.

« A mesure que la tête descend, elle tend à tourner le menton en avant ; pour faciliter ce mouvement, qui n'est pas nécessaire, puisque le cas est tout différent de celui d'une tête normale, on peut tourner les manches de la pince. Il n'y a plus d'occiput qui puisse se renverser sur le dos. La tête vient de champ, comme un disque.

« Si la déformation est considérable — de 63 à 51 millimètres, ou au-dessous, — il sera bon d'enlever la plus grande partie du frontal, du pariétal, du temporal et de l'occipital, avant que de tirer. »

Si Cuzzi ne peut croire à la possibilité de saisir la tête par la face, et de l'amener jusqu'au détroit inférieur par une seule application de l'instrument, comme le décrit Barnes et comme le montrent les figures de son livre, c'est, croyons-nous, qu'il n'a pas tenu compte de ce fait que dans la méthode anglaise on enlève préalablement la voûte du crâne au ras de la base; cette dernière se rapproche alors du détroit, elle y est plus mobile, et la face devient accessible aux mors de l'instrument. Il ne serait par conséquent pas nécessaire, comme le pense l'auteur italien, de substituer cette dernière au vertex par une première application. « A mesure que la tête descend, a dit Barnes, elle tend à tourner le menton en avant, il n'est même pas nécessaire de tourner les pinces, puisque le « cas est différent de celui d'une tête normale, » c'est-à-dire d'une tête dont la voûte n'a pas été enlevée » (1).

B. *Expériences de Fabbri.*

Procédé indiqué par cet auteur.

« Dans le courant de l'année 1868, dit Fabbri dans son remarquable mémoire sur l'embryotomie (2), j'ai passé environ quatre mois à Vienne pour assister à la clinique de l'illustre professeur d'obstétrique Carl Braun, et je fus surpris des résultats excellents qu'il obtenait en délivrant la tête

(1) Du reste notre expérience III ainsi qu'une expérience analogue de Nicola (exp. IV, parag. 2) montre qu'il est impossible de substituer la face au sommet par une première application sur la région frontale.

(2) Sull' embriotomia, compressovi il processo di céphalotripsia interna. Fabbri, Bologna, 1875.

avec le cranioclaste, après la perforation du crâne... Je lui ai vu faire plusieurs applications de cet instrument. »

Le même auteur constate que Rokitansky (1), ancien médecin assistant de la maternité de Vienne, dans un travail clinique publié trois ans plus tard, garde le silence sur le manuel opératoire et le mode d'application du cranioclaste de Braun. C'est pourquoi Fabbri a cherché dans ses expériences« les raisons mécaniques pour lesquelles le cranioclaste sert si bien à l'extraction de la tête ».

Rokitansky rapporte plusieurs faits cliniques dans lesquels l'instrument aurait réussi à extraire des fœtus à travers des bassins dont le rétrécissement oscillait « entre 54 millimètres et la normale ».

Mais en admettant que, dans ces cas, la mensuration et la déduction (pour l'épaisseur et l'inclinaison du pubis) aient donné la longueur exacte du diamètre promonto-pubien-*minimum* ; il reste toujours une inconnue que l'on ne peut chercher avant l'opération, et que l'on ne saura qu'approximativement après l'extraction de la tête mutilée; nous voulons parler des diamètres transverses de la base (2).

C'est en effet les disproportions entre ces diamètres et ceux du bassin qu'il faut connaître pour pouvoir donner des conclusions certaines. Mais on ne peut obtenir cette précision mathématique que dans l'expérimentation.

(1) Be obachtungen über Kraniotomie. Wien. Medizinischen Presse, 1871.

(2) Nous nous demandons si à la clinique de Vienne, après chaque opération on mesurait les têtes des fœtus, quoiqu'elles fussent mutilées.

Cuzzi (1), après avoir conclu de ses expériences faites d'après le procédé indiqué par Fabbri, que l'action de l'instrument se trouve limitée aux bassins dont le diamètre sacro-pubien offre de 60 à 61 nillimètres, dit que ce chiffre est en contradiction avec celui que donne Rokitansky, et il ajoute avec Fabbri que dans quelques-uns des faits cliniques, rapportés par l'auteur viennois, l'engagement de la tête doit être « *attribué à la grande mobilité des os et des sutures, due à ce que les fœtus étaient morts depuis quelque temps* ».

Il reste à savoir si l'on n'a jamais eu affaire à des bassins asymétriques, cas dans lesquels la tête peut s'engager par le côté le plus large.

Enfin Fabbri nous dit que « Braun, seulement dans un petit nombre de cas, était dans la nécessité d'employer le céphalotribe ».

Voyons maintenant comment l'accoucheur de Bologne a employé le cranioclaste. Il s'agit d'extraire une tête dans laquelle les diamètres transverses de la base offrent des dimensions supérieures à celles du diamètre antéro-postérieur du bassin (Pl. I, fig, 5). Nous supposerons cette tête modérément fléchie et placée en position *occipito-transversale gauche*. On a fait la perforation du crâne vers le milieu de la suture sagittale, et on a chassé la pulpe cérébrale au moyen d'injections intracrâniennes :

1° La branche pleine de l'instrument est introduite dans le crâne par l'orifice de perforation ; on introduit ensuite la branche fenêtrée du côté de l'occiput et en arrière, entre la tête et la symphyse sacro-iliaque gauche. Les mors de

____

(1) Sul cranioclaste. Studi ed experienze. Cuzzi Torino, 1878 (page 23).

l'instrument saisiront la voûte dans le sens de la suture occipito-pariétale ; on serre l'instrument, après quoi on tire sur les manches en ayant soin de les relever aussitôt (c'est-à-dire de les porter vers soi) de façon à leur faire décrire lentement et d'arrière en avant un arc de cercle dont la cavité regarde le pubis.

Que se passe-t-il pendant ce mouvement combiné de traction et d'élévation des manches ?

La flexion de la tête s'exagère puisque la puissance agit de haut en bas sur la région occipitale de la tête.

L'extrémité postérieure du diamètre bimastoïdien soumise à la même puissance glisse de haut en bas le long de la paroi postérieure du bassin et s'engage un peu dans l'aire du détroit supérieure en devenant oblique en bas et en arrière. L'extrémité antérieure du même diamètre a subi un léger mouvement en sens inverse ; elle s'est éloignée du bord supérieur du pubis.

2° Le diamètre bimalaire reste à droite et au-dessus du détroit ; pour l'engager dans l'excavation et surmonter ainsi l'obstacle la même manœuvre que précédemment est nécessaire.

Il faut désarticuler pour faire une deuxième application de l'instrument du côté droit du bassin ; la branche fenêtrée sera placée entre le crâne et la symphyse sacro-iliaque droite ; les mors saisiront dans le sens de la suture frontopariétale (Pl. I, fig. 6). Traction avec élévation des manches ; le diamètre bimalaire bascule, devient oblique en bas et en arrière, et s'engage dans l'excavation. On termine l'extraction.

La base a donc subi un mouvement de bascule d'abord dans sa région occipitale, et ensuite dans sa région faciale. Pour mieux comprendre ce mouvement il faut le considérer dans son ensemble, et dans ce but supposons que l'on fasse une seule application directement sur le pariétal qui se trouve en arrière, la branche fenêtrée s'insinuant entre cet os et l'angle sacro-vertébral :

En tirant et élevant les manches la base subira dans son ensemble un mouvement de bascule autour de son diamètre occipito-frontal qui est situé transversalement, mouvement en vertu duquel la région qui se trouve en arrière s'engagera la première dans l'excavation en glissant de haut en bas le long du sacrum; tandis que la région antérieure se relèvera; toute la base se trouve ainsi placée en biais dans le plan du détroit; sa face intracrânienne regardant en bas et en avant (Pl.I. fig. 5); c'est ainsi qu'est «tourné» l'obstacle dû à la disproportion entre les diamètres de la tête et ceux du détroit supérieur.

a. Cette application unique faite directement en arrière n'est pas réalisable lorsque la disproportion est notable ; du reste elle aurait l'inconvénient de contusionner les parties molles qui recouvrent le promontoire. Cuzzi dans son expérience IV où la disproportion était de 17 millimètres, engagea d'abord la région occipitale par une première application ; il appliqua en second lieu l'instrument du côté de la région frontale : « La tête, dit-il, commence à descendre à la suite de tractions énergiques, mais le frontal est rompu et arraché par l'instrument.» Il fit alors une troisième application directement en arrière, sur le pariétal postérieur, et la face pu descendre dans l'excavation.

Fabbri (p. 13, § 3) dit que « si la disproportion est assez faible et qu'il y ait de la souplesse dans les os et les jointures, et si le fœtus n'est pas à terme, la pression que subissent les diamètres pendant les tractions peut les raccourcir assez pour en faciliter l'engagement ; c'est ce que démontre son exprience II (disproportion 2 millimètres) dans laquelle une seule application suffit pour engager la tête, sans qu'il y ait eu mouvement de bascule ; la base, en descendant dans l'excavation, restait parallèle au plan du détroit supérieur; mais l'auteur ne nous dit pas de quel côté le cranioclaste fut placé. Notre expérience XII montre qu'avec un fœtus *à terme* dont la tête est *bien ossifiée*, et avec une petite disproportion, on peut engager la tête en appliquant l'instrument une seule fois.

b. Nous devons faire remarquer que dans les cas où, par deux applications successives, on fait basculer en bas et en arrière la région postérieure de la base, sa région antérieure glisse de bas en haut non «le long de la face postérieure du pubis», ce qui supposerait que cette région se trouvait déjà engagée dans le détroit ; mais le long de la paroi abdominale qui n'est pas représentée sur les mannequins; elle s'éloigne du bord supérieur du pubis, en s'élevant.

c. Cuzzi dit que la même région antérieure, dont nous venons de parler, s'élève« ou bien, ajoute-t-il, reste immobile » ; nous ferons à ce sujet la même réflexion que précédemment : pour que les extrémités antérieures des diamètres transverses de la base restent immobiles pendant que les postérieures traversent le détroit, il faudrait qu'avant de commencer l'opération elles se trouvassent au dessous de l'aire du détroit supérieur, c'est-à-dire fixées contre la face postérieure du pubis, ce qui n'arrive pas à l'état normal, et ce qui, dans tous les cas, nécessiterait de violents efforts pour fracturer, ou bien courber la báse en deux, dans le but d'engáger sa moitié postérieure.

Le même áuteur dit avec ráison qu'il est impossible de rendre les diamètres transverses de là báse perpendiculàires áu détroit supérieur, puisque les mouvements de làtéralité de la colonne cervicàle sont limités (1) ; et il ajoute que ce qui fàit que (dàns ce procédé) le crànioclaste de Braun à une limite « dàns son áction de vaincre les disproportions », c'est qu'après l'inclinaison latérale plus ou moins prononcée de là báse, à l'épaisseur de cette dernière vient s'ajouter celle du cou qui est formé non seulement de parties molles, mais aussi de parties osseuses, les vertèbres.

d. « Dans quelque cas ráres, nous dit Fabbri, (§ 4, p. 18), malgré les tractions accompagnées de l'élévátion des mánches, là région postérieure ne s'engageait pas ; tándis qu'áu contraire en abaissant les manches (c'est-à-dire en les poussánt vers le périnée) la région de là báse en rapport avec le pubis s'àbaissàit le long de la face postérieure de ce dernier ; « en effet, ajouté-t-il, cette dernière mise également en biais descendait dàns l'excavation », la face intracrânienne de là base regardant, cette fois, en bas et en arrière (livre de Fabbri : pl. I, fig. 6).

Dans un de ces cas (exp. 4) l'auteur appliqua l'instrument sur la région du frontal qui correspondait au pubis ; dans l'autre (exp. 7) l'instrument, dit Fabbri, fut appliqué « sur le frontal » ; on doit peut-être entendre sur le milieu de cet os.

(1) Loc. cit., page 23.

C. *Expériences de Cuzzi.*

Limites d'action du cranioclaste dans le procédé employé par Fabbri.

Cuzzi a employé le procédé indiqué par Fabbri, et il a surtout cherché dans ses expériences les limites au-dessus desquelles le cranioclaste de Braun devient impuissant. Ayant déjà eu l'occasion de citer cet auteur dans l'article précédent, nous nous contenterons de donner les résultats de ses recherches. Dans les 8 expériences, dit-il (1), où Fabbri a opéré avec disproportion, cette dernière, dans 6 expériences, oscillait entre 2 et 13 millimètres. Pour les deux autres, la disproportion était supérieure, mais dans l'une (2), (comme du reste, le dit Fabbri lui-même), « *il y avait du ramollissement dans tout le corps du fœtus, ainsi que dans les jointures de la tête.* Dans l'autre (3), le bassin était asymétrique; de sorte que l'étendue du diamètre antéro-postérieur à droite, égalait celle du diamètre bipariétal (Fabbri Pl. I, fig. 4).

Dans ses expériences I et V, Cuzzi opérait avec une disproportion de 13 millimètres. Elle était de 15 millimètres dans l'expérience III, sur laquelle il s'est basé pour admettre le chiffre de 15 millimètres comme dernière limite. Mais il ne nous dit pas si le fœtus était à terme; il pesait 1,940 grammes, et « *la tête, dit-il, était peu ossifiée.* »

(1) Loc. cit., page 23.
(2) Exp. 7.
(3) Exp. 10.

D. *Expériences de Nicola.*

Recherches sur la déflexion artificielle de la tête, dans le but d'extraire
le fœtus par un autre procédé que celui indiqué par Fabbri. Pas de
résultats. Expériences terminées d'après le procédé de ce dernier auteur

C'est dans le mémoire de Nicola (1), publié en 1880,
douze ans après le voyage de Fabbri à Vienne, que nous
trouvons quelques détails sur le procédé qui serait mis en
usage à la maternité de Vienne, détails qui sont donnés
d'après des communications verbales, ou bien d'après des
lettres que des accoucheurs se sont adressées.

Après avoir, à son tour, constaté le silence de Rokitanski
sur le manuel opératoire, Nicola nous dit :

« L'année dernière, s'appuyant plutôt sur des communications verbales que sur des documents écrits, on a voulu
interpréter diversement la propriété que possède l'instrument de Braun, de tourner les obstacles. Si l'on se base
sur une communication de Mangiagalli (1879), le cranioclaste extrait la tête du fœtus en la saisissant par la face,
mettant ainsi la base du crâne de champ, comme le fait le
crochet aigu, après avoir substitué à la présentation du sommet celle de la face. On parviendrait à exécuter cette déflexion en poussant fortement sur l'occipital avec la branche
(pleine) introduite dans le crâne. »

« Le Dr Bergesio, dit-il (1880), s'appuyant sur ce qu'a
écrit Mangiagalli et spécialement sur une lettre du Dr Wel-

(1) Contributo allo studio del modo di agire del cranioclasta de
Braun. Milan, 1880.

poner, médecin assistant de la clinique de Carl Braun de Vienne, résume ainsi le mode d'action du cranioclaste :

« Après s'être assuré de quel côté regarde l'occiput, on introduit par l'orifice de perforation la branche pleine, que l'on porte aussi postérieurement que possible contre la protubérance occipitale. Ceci fait, on tente doucement de défléchir la tête, qui d'ordinaire est modérément fléchie. Ce mouvement de déflexion étant exécuté, la branche fenêtrée est portée en dehors du crâne, de façon que, placée à l'opposé de la première, *elle vienne à s'appliquer sur le front*. Il est inutile de faire observer que la tentative de déflexion avec la branche pleine peut être faite après l'introduction de la seconde branche. Le but de C. Braun, en tentant cette déflexion, est clair : Il oblige la base à se mettre en biais entre les branches de l'instrument ; disposant ainsi les os plus parallèlement aux mors, il réussit mieux et plus facilement à les briser. *Si la tête n'est pas défléchie l'opération réussit seulement en partie ;* en cherchant à rapprocher les branches avec l'appareil de compression, les os tournent et ne présentent, pour être fracturés, que peu d'étendue. La courbure des mors augmente la puissance fracturante de l'instrument. La base étant ainsi saisie, on tire en bas, et *on l'incline en la plaçant en biais au détroit supérieur.*

« ..... D'après tout ce qui précède, ajoute Nicola, la base du crâne serait mise de champ par un mouvement de rotation autour du diamètre bimastoïdien, *lequel diamètre est ensuite placé parallèlement au diamètre transverse du bassin.* »

Et plus loin : « Jusqu'à ce moment l'on ne peut pas accepter comme étant hors de discussion que le cranioclaste de **Braun** puisse extraire une tête, perforée d'abord en présentation du sommet, défléchie ensuite et *saisie par la région frontale,* enfin entraînée à travers le détroit supérieur, le diamètre occipito-frontal étant perpendiculaire à ce détroit et le bimastoïdien parallèle au diamètre transverse du bassin. »

Il est à remarquer que dans le manuel opératoire, d'après Borgesio et Welponer, que l'on vient de lire et qui doit être considéré comme le plus fidèle, il est bien question de déflexion, *mais point de substitution complète de la face au vertex.*

Il y est dit que « la branche externe tombe sur la région frontale ». Si la face se trouvait franchement au détroit, cette branche externe (ou fenêtrée) s'appliquerait directement sur le cou (défléchi), depuis le sommet du menton jusqu'à une petite distance du sternum (Voir nos Expériences).

Nicola, qui dans ses expériences a vainement cherché à obtenir une substitution *complète* de la face au vertex, dit (1) : « Nous nous sommes ingénié, nous avons mis de la bonne volonté pour défléchir la tête en poussant sur la branche intracrânienne dans le but de préparer l'application des deux branches sur la face et de saisir le diamètre mento-sus-nasal en le plaçant transversalement aux mors du cranioclaste (2), mais nous n'y avons jamais réussi...

Le même auteur ne croit pas qu'avec cette légère déflexion on puisse, si le bassin est assez rétréci, placer le diamètre occipito-frontal dans le sens vertical, comme le fait le crochet aigu de Braxton-Hicks, et il pense qu'à

---

(1) Loc. cit., page 9.

(2) L'auteur entend, que ce diam. n'est pas saisi par les mors de façon à ce qu'il soit placé perpendiculairement à leur direction.

Vienne on n'obtient avec la branche intracrânienne qu'une *substitution du front ;* et que par conséquent l'instrument se trouve appliqué sur la *région frontale* du fœtus.

Mais alors comment concilier les succès que l'on obtiendrait à Vienne en opérant de la sorte, avec son expérience IV (1), dans laquelle après déflexion incomplète et application sur la région frontale, les tractions directes en bas, n'engagèrent pas la tête? L'auteur écarte la contradiction en disant que :

« Si l'on n'a soin de diriger, de propos délibéré, la branche externe sur le milieu du front, cette dernière tombe grâce à l'axe courbe du bassin, sur le frontal postérieur , ou, pour mieux dire, sur cette moitié du front qui correspond à la paroi postérieure du bassin; *tirant alors* et *relevant* les manches, la base tourne autour de son diamètre occipitofrontal, et s'engage en abaissant les extrémités postérieures de ses diamètres transverses », *comme cela a lieu dans le procédé employé par Fabbri.* C'est ici l'endroit de rappeler de nouveau les paroles de Bergesio (d'après la lettre de Welponer de Vienne) qui dit que « la branche fenêtrée se trouve *appliquée sur le front.* La base étant ainsi saisie on *tire* et on *l'incline* en la plaçant *en biais au détroit supérieur.* »

Pour les cas où l'instrument viendrait à se placer sur le milieu du frontal, ou même sur la moitié antérieure de cet os, Nicola invoque les expériences 4 et 7 de Fabbri dont nous avons déjà parlé (p. 30, § *d.*)

De même que Cuzzi, cet auteur a employé le procédé indiqué par Fabbri ; mais comme il ressort de ce qui précède, il a particulièrement cherché à éclaircir ce point : Est-il possible, après avoir perforé sur cette portion du vertex qui

(1) Exp. IV. Paragraphe II. Bassin, 63 mill.; diam. bimal., 75.
Voire également notre exp. I.

se présente au détroit, et chassé la pulpe cérébrale au moyen d'injections, d'obtenir une présentation franche de la face avec la branche pleine introduite dans le crâne en repoussant de bas en haut l'occipital? Nous avons déjà vu qu'il n'admet pas la possibilité de cette *déflexion complète*.

Quant à nous, nous croyons pouvoir répondre par les réflexions suivantes :

Une déflexion presque complète n'est possible que :

a. Quand la voûte est peu ossifiée ou les os très mobiles par ramollissement du fœtus, ou bien la fontanelle antérieure très large ;

Quand la tête est assez peu fléchie pour que la perforation se trouve être faite près du frontal ;

Quand la tête est très allongée dans le sens antéro-postérieur, et qu'elle présente une ou plusieurs des conditions précédentes, et que, dans les cas d'expérimentation, l'aide qui fait office de parois utérines, cessant d'exercer toujours une certaine pression du côté de l'occiput, pousse (instinctivement) de haut en bas, sur le cou et par son intermédiaire sur la face qui chemine en sens inverse de la région occipitale.

b. La déflexion est d'autant plus difficile à obtenir (et même complètement impossible) que : la voûte est plus ossifiée et l'orifice de perforation plus rapproché de l'occiput.

Sur la tête de l'expérience XI, très-ossifiée et dont les fontanelles étaient petites, la perforation étant faite sur le milieu de la suture sagittale (O G), nous avons essayé de défléchir au moyen de la branche pleine introduite dans le crâne; nous poussions de bas en haut sur l'occipital en exécutant avec le manche de petits mouvements latéraux de va-et-vient; à chacun de ces mouvements, la tête se défléchissait de 2 à 3 centimètres ; mais immédiatement après elle se fléchissait de la même quantité, grâce à la pression, en sens inverse, de l'instrument contre la marge très-ossifiée de la perforation. Plaçant alors la branche fenêtrée du côté du front, nous articulons et nous rapprochons les manches avec nos mains ; la branche pleine prenant point d'appui sur l'orifice de perforation pousse de l'occiput vers la face; cette dernière se fléchit de plusieurs centimètres en glissant de bas en haut le long de la branche fenêtrée ou externe.

Nous avons fait la même expérience sur la tête du fœtus de l'expérience VIII, mort-né, os de la tête mobiles, fontanelle antérieure très-large. La branche pleine substitue d'abord le front au vertex; quelques pressions un peu plus fortes amènent les orbites au centre du détroit. On introduit la branche fenêtrée, on aide avec cette dernière pour exagérer la déflexion, on articule et on serre. Le diamètre mento-sus-nasal se trouve bien entre les mors, mais il n'est pas tout à fait perpendiculaire à leur direction. (On désarticule sans avoir serré l'instrument jusqu'au bout.)

Vers le mois d'août de cette année, nous avons assisté à une expérience que le Dr Pugliatti, assistant de la clinique obstétricale de Naples, aidé par le Dr Scilla, a faite à la clinique d'accouchement en présence de M. Budin qui suppléait M. le professeur Depaul et de M. Ribemont notre chef de clinique. Il parvint à placer le diamètre mento-sus-nasal presque complètement en travers entre les mors de l'instrument (c'était une occipito-transversale-gauche). Il

Narich.   3

exécuta ensuite un mouvement de rotation d'avant en arrière et de la gauche du mannequin vers la droite, mouvement en vertu duquel le menton et la branche fenêtrée
allant se placer sur l'angle sacro-vertébral, le diamètre bimalaire se trouvait ainsi parallèlement au diamètre transverse du bassin. Nous avons vu, page 33, que Nicola fait
la supposition de ce mouvement, consistant à placer les
diamètres transverses de la base dans le sens du diamètre
transverse du bassin ; mais cette manœuvre (ainsi que la
déflexion qui la précède), il la croyait sinon irréalisable, au
moins fort discutable. Parmi les quelques notes que nous
avons prises immédiatement après cette expérience qui fut
exécutée avec une grande habileté, nous trouvons les suivantes : orifice de perforation pratiqué sur le bord supérieur
des pariétaux près du frontal ; pendant la rotation en arrière,
la branche fenêtrée racle fortement le caoutchouc du mannequin sur l'angle sacro-vertébral (1) ; pendant l'engagement,
l'orifice de perforation qui se trouve comprimé derrière le
pubis s'agrandit considérablement et met à nu des esquilles
Nous donnons ces détails, car nous verrons les mêmes phé-
nomènes se produire dans nos expériences IV et X dans
lesquelles cependant la déflexion a été exécutée par un autre
moyen et la perforation pratiquée sur une autre région.

(1) Ce que nous avons fait remarquer à M. Budin et à M. Ribemont.

CHAPITRE IV.

EXPÉRIENCES.

TABLE

a. Procédé qui consiste à rendre les diamètres transverses de la base obliques (au plan du détroit supérieur) en bas et en arrière (et quelquefois en bas et en avant), exp. II, XI et XIV.

b. Procédé qui consiste à placer les diamètres transverses de la base parallèlement au diamètre transverse du bassin, exp. IV. X et I.

c. Procédé qu'on propose, exp. V, VI, VII, VIII, IX, XIII, XV, XVI.

d. Extraction de la tête par une seule application du côté de la région occipitale. exp. XII.

EXPÉRIENCE I.

a. On peut substituer la face au sommet au moyen de la branche fenêtrée (avant la perforation du crâne).

b. Perforation vers le milieu de la suture sagittale ; la branc he pleine introduite dans le crâne amène au détroit le front, mais pas la face ; d'où impossibilité de saisir le diamètre mento-sus-nasal pour le placer parallèlement au diamètre antéro-postérieur du bassin. (Disproportion : 16 millimètres).

Fœtus à terme, ayant vécu plusieurs jours ; tête bien ossifiée. Les os de la voûte ne cèdent pas à la pression.

Poids : 3,500 grammes.

Diamètres : Occipito-frontal........ 115 millimètres.
Occipito-mentonnier... 128 —
Maximum .... 135 —

Mento-sus-nasal	46	—
Bitemporal	80	—
Bimalaire	63	—
Bimastoïdien.	67	—
Bassin : Diamètre *promonto-pubien*		
minimum	51	—
Disproportion avec le bimalaire	4	—
— avec le bimastoïdien. .	16	—

Position. — D'abord occipito-iliaque transversale *droite*.

Tête assez fléchie. Les deux mains de l'aide, pouce et index écartés, embrassent le tronc, le cou, et la base du crâne pour simuler les parois utérines, et exercent une certaine pression.

Moyens pour défléchir la tête.

a. La *branche fenêtrée* est introduite entre la face et la paroi gauche du bassin. La concavité de cette branche embrasse le front et la face. Son sommet dépasse le menton et vient s'appuyer sur le bord inférieur (qui regarde en haut) du maxillaire inférieur. En tirant doucement en bas, et en portant en même temps le manche de l'instrument de la droite vers la cuisse gauche, on amène au détroit d'abord le front et ensuite la face. On répète la même manœuvre en recommandant à l'aide d'exercer une pression beaucoup plus forte. On obtient également une présentation franche de la face.

b. La tête est replacée dans la position précédente, on la tient assez fléchie. *Perforation* avec le trépan de Braun

vers le milieu de la suture sagittale. Issue de la pulpe cérébrale au moyen d'injections intracrâniennes d'eau. La
branche pleine du cranioclaste est introduite dans le
crâne par l'orifice de perforation. En portant le manche
vers la cuisse gauche on en dirige le sommet aussi loin que
possible dans les fosses de l'occipital, qui se trouve à droite(1)
Pour défléchir la tête on repousse de bas en haut l'occipital
en y joignant des mouvements latéraux de va-et-vient de la
gauche vers la droite. On ne peut obtenir qu'une substitution
du *front* au vertex. On recommence la même manœuvre en
portant le manche tantôt en avant, tantôt en arrière ; le front
ne dépasse pas le détroit.

Ecrasement. — Rotation directe en arrière. — Essai d'extraction.

La tête est placée en *occipito T. gauche.*

La branche *pleine* introduite dans le crâne améne le
front au détroit.

La branche fenêtrée est alors introduite entre la face et la
paroi droite du bassin. Le menton se trouvant assez élevé,
le sommet de cette branche l'atteint à peine.

On serre le volant jusqu'au bout. La branche fenêtrée
s'applique fortement et *parallèlement à la face* (2). La
branche intra-crânienne a marché de l'occiput vers l'apophyse basilaire et le sphénoïde.

Les tractions ne donnent aucun résultat.

(1) La convexité de la courbure de cette branche regarde la base du
crâne.

(2) C'est-à-dire parallèlement au diam. mento-sus-nasal.

Les mors de l'instrument n'ont pas saisi le diamètre mento-sus-nasal transversalement à leur direction, le diamètre occipito-frontal n'est pas perpendiculaire au plan du détroit supérieur, mais oblique en bas et à droite. Malgré cela nous pouvons imprimer un mouvement de rotation en arrière pour placer la branche fenêtrée directement sur le promontoire, et le bimalaire dans le sens du diamètre transverse du bassin. Mais pendant que ce mouvement s'exécute, un des bords de la fenêtre du cranioclaste râcle fortement le caoutchouc, qui représente les parties molles de la femme. La voûte s'est un peu aplatie au niveau de la région frontale, contre le pubis.

Des tractions de plus en plus fortes auxquelles on ajoute quelques mouvements antéro-postérieurs n'amènent aucun engagement. C'est sans doute dans la mauvaise direction de la base que réside l'obstacle ; n'ayant pas été placée, au début, perpendiculairement au plan du détroit, elle est en ce moment oblique en haut et en avant, ce qui fait qu'elle butte contre le bord supérieur du pubis.

Ce qui nous intéresse plus particulièrement dans cette expérience, c'est la possibilité et la facilité d'obtenir une substitution *complète* de la face au sommet au moyen de la *branche fenêtrée*, sans avoir préalablement perforé le crâne.

EXPÉRIENCE II.

Extraction par inclinaison latérale de la tête, au moyen de deux applications.(Procédé indiqué par Fabbri.)

Fœtus de l'expérience I, dans laquelle il y a eu réduction du diamètre bimastoïdien et du bimalaire.

Bimalaire :   de 63 millim. réduit à 60.

Bimastoïdien : de 67 —   — 63.

Bassin d'abord rétréci à 51 millim.

Présentation O. I. T. G., tête fléchie.

1° Branche mâle introduite dans le crâne du côté de l'occiput. La branche fenêtrée est introduite entre la tête et le bassin, vers la symphyse sacro-iliaque gauche.

On serre le volant jusqu'au bout.

Tractions avec mouvement d'élévation des manches. L'extrémité postérieure du diamètre *bimastoïdien* s'abaisse à peine (on remarque que l'extrémité antérieure du bimalaire s'élève un peu). On continue les tractions ; le bimastoïdien étant déjà réduit et moins résistant, cède sans basculer davantage et s'engage profondément dans l'excavation, mais la face reste avec le bimalaire au-dessus du détroit ; on sent que l'instrument va glisser en arrachant un fragment de la voûte.

2° On désarticule pour faire la deuxième application vers la symphyse sacro-iliaque droite. La saisie a lieu sur le frontal postérieur dans le sens de la suture fronto-pariétale (la branche fenêtrée ne dépasse pas le maxillaire inférieur qui regarde en haut. Tractions avec élévation des manches : pas d'engagement. On soulève le tout et on élargit le bassin à 60 millim. (bimalaire 60). Nouvelles tractions, pas d'engagement. Bassin à 63 millim. Tractions avec élévation. L'extrémité postérieure du bimalaire s'engage la première, et toute la face, après quelques tractions assez fortes, descend dans l'excavation,

Esquilles nombreuses à découvert.

La difficulté que nous avons eue à faire basculer le diamètre bimalaire était due, sans doute, à ce que le bimastoïdien ayant pénétré profondément dans l'excavation, la base se trouvait engagée comme un coin dans le détroit.

Expérience III.

En appliquant le cranioclaste (de Barnes) sur la région frontale on essaie de défléchir davantage, dans le but de faire une deuxième application pour saisir le mento-sus-nasal.

Fœtus de l'expérience I. Position O. I. T. G.

Cranioclaste de Barnes (pesant 665 grammes, longueur 37 centim.) non muni d'écrou.

On pousse sur l'occipital avec la branche intracranienne. On introduit la branche fenêtrée entre la face et le bassin, on saisit ainsi la région frontale. Tractions en portant l'instrument vers la cuisse gauche. On désarticule pour appliquer une seconde fois ; les mors trouvent et saisissent toujours la région frontale. (Nous avons déjà dit (pag, 23 et 24) pourquoi, dans la méthode de Barnes, il n'est pas nécessaire, comme le suppose Cuzzi, de faire deux applications.)

Expérience IV.

Déflexion avec la branche fénêtrée. Perforation près de la racine du nez. Difficultés de la rotation pour placer le diamètre bimallaire dans le sens du diamètre transverse du bassin. Impossibilité et dangers de l'engagement (disproportion 18 mill.).

Fœtus à terme, ayant vécu douze jours, conservé dans l'alcool neuf jours. Fontanelle postérieure nulle; tête bien ossifiée. Os de la voûte résistants.

Poids : 3,500 grammes. Longueur du corps : 46 centim.

Diamètres : Occipito-frontal........ 104 millimètres .

Occipito-mentonnier ... 117 —

Maximum .... 121 —

Bipariétal .... 88 —

Mento-sus-nasal ...... 42 —

Bitemporal.......... 71 —

Bimalaire .... 63 —

Bimastoïdien......... 69 —

Bassin : Diamètre *promonto-pubien minimum*: 51 millim. (disproportion avec le bimalaire : 12 millim.; avec le bimastoïdien : 18 millim.)

Position O. I. T. Gauche, tête fléchie.

Déflexion. — Un crochet mousse appliqué sur le menton défléchit complètement la tête. La même substitution est obtenue en plaçant le crochet sur le bord alvéolaire du maxillaire supérieur. Mais, si on le place dans l'orbite, la substitution de la face est incomplète.

b. La tête étant de nouveau fléchie, *la branche fenêtrée* introduite entre la face et le bassin amène cette dernière au détroit (comme dans l'Exp. I). *Perforation* avec le trépan sur le front *à trois ou quatre centimètres* de la racine du nez. Issue de la pulpe cérébrale avec des injections intra-crâniennes.

Introduction de la branche mâle dans le crâne. En poussant de bas en haut sur l'occipital, et en y joignant quelques mouvements de va-et-vient latéraux, on exagère la déflexion, et la base du crâne devient complètement perpendiculaire au plan du détroit. *La branche fenêtrée* est alors poussée de bas en haut. Elle remonte entre le bassin et le cou; après l'articulation elle se trouve située, non pas parallèlement à ce dernier, mais obliquement en haut et en arrière, de sorte qu'elle forme, avec la colonne cervicale située en avant, un V. ouvert en haut; l'extrémité de cette branche est à environ un travers de doigt au-dessous du sternum.

On serre l'écrou. — L'instrument a manifestement saisi et écrasé le diamètre mento-sus-nasal. L'examen ultérieur nous a montré que la branche intra-crânienne atteignait presque la tubérosité interne de l'occipital. L'instrument est serré jusqu'au bout. L'orifice de perforation se trouvant à une certaine distance de la racine du nez, la branche mâle déchire la peau du front et sépare en deux le frontal, en formant ainsi deux esquilles qui dépassent l'instrument de chaque côté.

Rotation, pour porter la branche fenêtrée en arrière et placer le diamètre bimalaire dans le sens du diamètre transverse du bassin. — Pendant ce mouvement, l'un des bords de la fenêtre râcle le promontoire de droite à gauche. — Une des difficultés de ce mouvement est due, très probablement, à ce que l'instrument se met d'abord en diagonal dans la direction du diamètre antéro-postérieur du bassin, ce qui fait qu'il présente à ce diamètre sa plus grande largeur. — La voûte se disloque et s'aplatit contre le pubis en glissant de la gauche vers la droite.

Enfin on parvient, non sans quelque violence, à placer la branche fenêtrée directement en arrière et le bimalaire transversalement — la déchirure de l'orifice s'est prolongée vers l'occiput.

Tractions. — On tire en y joignant quelques mouvements limités des manches dans le sens antéro-postérieur. Malgré des tractions énergiques, pas d'engagement. L'un des bords de la fenêtre de l'instrument a coupé verticalement le caoutchouc, tandis qu'en avant les deux esquilles du frontal portent contre le pubis.

Quels sont les obstacles à l'engagement?

Ce n'est pas que la voûte ne soit bien aplatie, car en relevant tout l'appareil, la main la couche sans difficulté contre la base. Ce n'est pas non plus la présence du diamètre mento-sus-nasal qui, du reste n'avait que 42 millimètres avant l'écrasement et qui, mesuré avec le céphalomètre, nous donne à présent (épaisseur de l'instrument comprise) seulement 38 millimètres.

Mais si, dans le but de chercher le plus grand écartement des branches, y compris l'interposition de la base, on place l'une des extrémités du céphalomètre sur l'un des bords de la fenêtre de l'instrument, et l'autre sur la branche intra-crânienne à travers la déchirure du cuir chevelu, on trouve une longueur antéro-postérieure de 48 millimètres — Si nous y ajoutons au moins 8 à 10 millimètres pour l'épaisseur de la voûte — qui n'est pas simplement aplatie, mais repliée par places en accordéon, on aura un diamètre de 58 millimètres. Le diamètre sacro-pubien minimum n'en a que 51.

Dans cette expérience, nous avons essayé d'extraire la tête par le procédé qui consiste à placer le diamètre bimallaire dans le sens du diamètre transverse du bassin. Mais nous avons obtenu la déflexion complète de la tête

au moyen de la branche fenêtrée, après quoi nous avons
perforé sur le front même, assez près du nez, ce qui a per-
mis à la branche intracrânienne de se placer d'elle-même
parallèlement au diamètre occipito-frontal, déjà rendu vertical par l'application de la branche externe.

EXPÉRIENCE V.

La tête étant saisie (après déflexion complète, au moyen de la branche
fenêtrée et perforations près du nez), il est possible, facile même, de
l'extraire, sans lui faire subir un mouvement de rotation en arrière,
mais, au contraire, un très-léger mouvement de rotation en avant.
(Disproportion : 18 millimètres.)

Cette expérience a été faite immédiatement après l'expérience IV (dans laquelle on n'a pas pu extraire la tête) et
sans avoir désarticulé l'instrument. Par conséquent même
fœtus, même position o. gauche. Même rétrécissement du
bassin (51 millimètres).

Dans la dernière phase de l'expérience IV, la branche fenêtrée se trouvait directement en arrière, nous tournons le
tout en relevant l'instrument, et nous dirigeons cette
branche directement à droite, c'est-à-dire dans sa première
situation (O. G.).

Nous tirons et nous imprimons à l'axe du cranioclaste
un léger mouvement de rotation en vertu duquel l'extrémité postérieure du diamètre bimalaire glisse de gauche à
droite, et se dirige vers la concavité de la symphyse sacro-
iliaque droite ; toute la base dont la largeur était dirigée
dans le sens du diamètre antéro-postérieur du bassin, se
trouve maintenant logée obliquement dans le détroit et

mesure plus ou moins exactement le diamètre oblique gauche. Ce n'est pas sans étonnement que nous la voyons traverser le détroit aux premières tractions que nous fîmes sans aucune violence ; c'est aussi ce qu'a remarqué notre aide qui cependant est tout à fait étranger à la médecine.

Pourquoi l'engagement a-t-il été facile ? Examen de la tête avant de désarticuler l'instrument.

a. Les diamètres transverses de la base ont subi une certaine réduction.

b. En examinant avec attention, on voit que pendant l'écrasement ces diamètres ont subi un mouvement de bascule en vertu duquel leur extrémité antérieure s'est abaissée et très-probablement engagée la première, tandis que la postérieure s'est relevée.

c. Si (avant de désarticuler) on comprime les deux extrémités de ces diamètres, on trouve que la postérieure, qui dépasse peu les mors de l'instrument, est solidement fixée, tandis que toute la portion de la base qui dépasse les mors en avant, est plus étendue et cède en se repliant vers la gauche du bassin (en supposant l'instrument dans le détroit); on la couche en quelque sorte sur la branche mâle ou intracrânienne.

d. Aux trois conditions qui précèdent et qui sont favorables à l'engagement, ajoutons cette autre, très importante : que les diamètres transverses de la base se sont accommodés dans le détroit en se plaçant suivant le diamètre oblique gauche du bassin.

Examen de la base après avoir désarticulé.

Deux doigts suffisent pour plier presque complètement les deux moitiés latérales de la base — suivant la ligne occipito-frontale. Le trait de fracture intéresse la racine du nez, l'éthmoïde et le sphénoïde. Au point où commence l'apophyse basilaire, le trait laisse cette dernière intacte et dévie pour se continuer avec la suture petro-occipitale gauche qui est seulement disloquée et mobile (celle de droite n'offre pas de mouvement appréciable). Remarquons que la suture disloquée est celle qui se trouvait en arrière et sur laquelle avait passé l'instrument. La base peut également être légèrement recourbée autour d'une ligne transversale passant par le corps du sphénoïde.

EXPÉRIENCE VI.

Substitution de la face avec la branche fenêtrée. Perforation très près de la racine du nez. Extraction facile. (Disproportion : 13 millimètres (1).)

Fœtus à terme. Ayant vécu 15 jours. Conservé 6 jours dans l'alcool. Tête bien ossifiée.

Poids 1950 grammes. Longueur du corps 46 centimètres.

Diamètres :

     Occipito-frontal........ .. 105 mill.
     Occipito-mentonnier.... 120
     Maximum.............. 125
     Bipariétal;............... 87

(1) Limite du procédé indiqué par Fabbri.

Mento-sus-nasal........ 42

Bitemporal........,..... 71

Bimalaire.............. 61

Bimastoïdien........... 64

Bassin. — *Promonto pubien minimum* 51 millimètres. (Disproportion avec bimal. 10 avec bimast. 13).

Position. — Occipito-iliaque transversale gauche, tète tenue bien fléchie.

Deflexion. — La branche fenêtrée introduite entre la face et la paroi droite du bassin prend un point d'appui sur le menton et substitue la face au sommet.

Trépanation. — La branche fenêtrée étant maintenue par un troisième aide, on fait la perforation sur le front très près de la racine du nez (1). Injections intracraniennes. La branche pleine, introduite dans le crâne, maintient et exagère la déflexion en refoulant de bas en haut l'occipital. Le diamètre occipito-frontal se trouve situé perpendiculairement au plan du détroit.

Pour articuler, on remonte la branche fenêtrée dont l'extrémité s'arrête à un travers de doigt du sternum, et se trouve à 3 centimètres environ en arrière de la fourchette sus-sternale. La base sera par conséquent saisie obliquement.

______

(1) Nous avons vu, dans l'Exp. IV, que, la perforation ayant été faite à 4 centimètres environ de la racine du nez, le frontal fut fendu par la branche intra-crânienne pendant l'écrasement, et forma deux esquilles qui, après la rotation complète en arrière, se trouvèrent dirigées contre le pubis (utérus et vessie chez la femme vivante). C'est là que se place l'orifice de perforation dans le procédé qui consiste à mettre le bimallaire parallélement au diamètre transverse du bassin.

On serre l'écrou jusqu'au bout. Le diamètre mento-sus-nasal est situé *perpendiculairement* à la direction des mors.

Tractions. — On n'exécute pas de mouvement de rotation en arrière, mais on tire directement en bas en exécutant un léger mouvement de rotation *en avant* pour diriger l'extrémité postérieure du diam. bimal. vers la symphyse sacro-iliaque droite. Avant que ce petit mouvement soit complété, la tête s'engage, sans grands efforts, et gagne l'excavation. La voûte s'est rétrécie d'avant en arrière (mais pas aplatie complètement), en se logeant sans grande gêne dans toute cette portion du bassin qui se trouve à gauche de l'instrument. Au détroit inférieur on tourne le cranioclaste en avant et vers la ligne médiane et on extrait la face la première.

Examen de la tête avant de désarticuler, et sans dégager les épaules:

a. Le bimalaire offre 53 millimètres, c'est-à-dire qu'il s'est réduit de 8 millimètres (reste une disproportion de 2 millimètres).

Le bimastoïdien offre 67 millimètres ; il a par conséquent subi une augmentation de 2 millimètres, ce qui peut être dû à l'écartement des os de la base pendant l'écrasement.

b. Ces deux diamètres ont subi, comme dans l'exp. V, un mouvement de bascule qui a abaissé leurs extrémités antérieures.

c. La portion de la base qui dépasse les mors en avant est plus étendue que celle qui les dépasse en arrière, en outre elle est inclinée vers la branche intracranienne, contre laquelle on l'applique complètement avec la main.

d. L'orifice de perforation n'ayant pas été traîné contre le pubis n'est pas agrandi, pas d'esquilles.

Expérience VII.

Substitution de la face avec la branche fenêtrée. Perforation très près de la racine du nez. Extraction. (Disproportion : 24 millimètres.)

Fœtus de l'exp. VI. On n'a pas désarticulé. On élargit complètement le bassin pour repousser, à travers la vulve, la tête et l'instrument. Puis on réduit le diamètre sacropubien :

Rétrécissement de 40 millimètres. Disproportion 24 millimètres. La branche fenêtrée est à droite. *Tractions.* La tête s'engage sans violence, elle a subi un très léger mouvement de rotation qui dirigea l'extrémité postérieure du bimalaire vers la symphyse sacro-iliaque droite.

Dans cette expérience, (comme dans l'exp. VI), la branche fenêtrée, qui a une largeur de 31 millimètres, se place à droite du diamètre antéro-postérieur, c'est-à-dire dans un espace plus étendue que l'espace sacro-pubien.

Nous avons de nouveau mesuré le plus grand écartement des mors avec interposition de la base. Nous avons trouvé 44 millimètres ; en y ajoutant 1 cent. pour l'épaisseur de la voûte on aura 54 millimètres; si on avait employé le procédé qui consiste à placer le bimalaire transversalement, on aurait eu une disproportion de 14 millimètres à surmonter par la violence. Et c'est là la disproportion non pas des diamètres de la base avant l'opération, avec le sacro-pubien; mais celle du plus grand diamètre irréductible de la tête, après l'écrasement avec le sacro-pubien dans le sens duquel il serait placé, si on avait opéré autrement.

Narich.   4

Examen de la tête après désarticulation. — Elle cède dans le sens occipito-frontal. Les deux moitiés latérales se replient presque entièrement, le trait de fracture intéresse la racine du nez, l'ethmoïde, le sphénoïde, et, comme dans les expériences précédentes, l'apophyse basilaire étant intacte, le trait dévie à gauche et se continue avec la suture petro-occipitale disloquée. La bas es'incurve également suivant une ligne transversale passant par le sphénoïde.

Expérience VIII.

Le mouvement de bascule, en vertu duquel les diamètres transverses de la base se placent obliquement à la direction de l'instrument, est dû surtout à ce que le cranioclate tombe obliquement sur la surface de la base.

Le fœtus (voir pour la mensuration exp. IX) après la perforation près de la racine du nez et les injections intracraniennes, est placé sur la table, le sternum en haut. Nous faisons une incision de chaque côté de la tête, de l'apophyse malaire jusqu'à l'oreille, et nous plantons transversalement, dans le sens du diamètre bimalaire, une épingle sur chaque apophyse.

a. La tête étant maintenue défléchie la branche pleine est introduite dans le crâne, et la branche fenêtrée placée le long du cou, *mais tout à fait parallèlement à la colonne cervicale.* Nous serrons l'appareil jusqu'au bout, et c'est à peine si les épingles basculent de 2 ou 3 millimètres. (Pl. II fig 1).

b. On désarticule l'instrument et on le réapplique, mais de façon que les mors, dirigés un peu obliquement en haut et vers notre gauche fassent avec la ligne médiane un V à sommet inférieur. Nous serrons l'écrou et nous assistons à un mouvement de bascule qui abaisse l'épingle de droite (ou pubienne dans la position O T G) de 16 millimètres environ et élève l'épingle opposée de la même quantité. (Pl. II fig. 2).

Expérience IX.

Déflexion avec la branche fenêtrée. Perforation près de la racine du nez. Pas de mouvement de rotation en arrière. Léger mouvement de rotation en avant; les diamètres transverses de la base se placent suivant le diamètre oblique gauche. Engagement sans violence. (Disproportion : 13 millimètres.)

Fœtus de l'expérience VIII qui a été exécutée sur la table. A terme ? Conservé 4 jours dans l'alcool.

Poids 1850 grammes. Longueur du corps 43 cent.

Diamètres. — Les os de la voûte sont un peu mobiles, c'est pourquoi on n'en mesure pas les diamètres. Ceux de la base ne cèdent pas à une pression même forte.

Mento-sus-nasal..................	39	millimètres.
Bitemporal.......	62	—
Bimalaire....................	53	—
Bimastoïdien................	53	—

Bassin. — Rétréci à 40 millimètres. (Disproportion 13 millimètres). Le fœtus, tel qu'il a été saisi dans l'expérience précédente (exp. VIII *b*.), et sans désarticulation de l'instrument, est passé par les pieds à travers la vulve, et remonté au-dessus du détroit qu'on a élargi d'abord dans cette intention et qu'on a rétréci ensuite à 40 millimètres. La branche fenêtrée (c'est-à-dire le cou), est dirigée vers la droite du bassin.

Nous sommes par conséquent dans le cas d'une O. I. T. G. dans laquelle on aurait défléchi avec la branche fenêtrée, et perforé près de la racine du nez.

Tractions.— Faites sans grands efforts. La portion de base qui dépasse les mors en avant, fait entendre un petit craquement, elle s'incline à gauche, vers la branche mâle et s'applique à plat derrière le pubis. La petite portion de la base qui dépasse les mors en arrière paraît seule offrir quelque résistance en buttant contre le promontoire; mais en imprimant à l'instrument un léger mouvement de rotation de la droite du bassin à gauche et en avant, la base glisse sur l'angle sacro-vertébral, et sa partie postérieure se place dans la symphyse sacro-iliaque droite. Toute la tête s'engage alors sans difficulté. (Pl. III. fig. 4.)

EXPÉRIENCE X.

Rotation complète en arrière : le bimalaire est placé parallèlement au diamètre transverse du bassin, et le mento-sus-nasal dans le sens antéro-postérieur. Difficultés pour engager la tête. Production d'esquilles. (Disproportion : 13 millimètres.)

Fœtus de l'expérience précédente (IX), après laquelle on n'a pas désarticulé. — On le fait passer au dessus du détroit, par les pieds, à travers la vulve.

On rétrécit à 40 millimètres comme précédemment. La branche fenêtrée (le cou) est dirigée du côté droit du bassin (O. I. T. G).

Rotation. — On tourne l'instrument pour diriger la branche fenêtrée en arrière; l'un des bords de cette dernière (qui sont plus épais que ceux d'un forceps) râcle fortement le caoutchouc de la droite vers la gauche. (Pl. III, fig.1 .)

Le bimal. devenu transversal, on tire pour faire traverser à la tête le détroit. Le diamètre mento-sus-nasal qui lui, est écrasé et très réduit, s'engage. Mais c'est plus haut que siège l'obstacle ; là où le plus grand écartement des branches et la présence de la voûte, quoique aplatie, forment ensemble un diamètre antéro-postérieur de dimensions plus grandes que le diamètre sacro-pubien.

On augmente la force des tractions, et quand ces dernières ont atteint le degré de la violence, la tête surmonte l'obstacle.

Arrivée à la vulve, on constate que pendant les tractions l'orifice de perforation qui glissait contre le pubis s'était agrandi, et le frontal formait deux esquilles qui faisaient saillie de chaque côté de la branche intracrânienne.

En outre, l'un des bords de la fenêtre de l'instrument a de nouveau entamé le caoutchouc pendant les tractions. (Pl. III, fig. 2.)

EXPÉRIENCE XI.

Perforation sur la suture sagittale. Procédé par inclinaison latérale de la base (Fabbri), et nécessitant deux applications postéro-latérales. La première application, au lieu d'être faite du côté de l'occiput (diamètre bimastoïdien), est faite du côté du frontal postérieur (diam. bimalaire. La tête ne bascule pas. Pas d'engagement. (Disproportion : 16 millimètres.)

Fœtus à terme. Ayant vécu 10 jours. Conservé 4 jours dans l'alcool. Tête très bien ossifiée.

Poids 2120 grammes. Longueur du corps : 49 centimètres.

Diamètres :

Occipito-frontal.... 110 millimètres.
Occipito-mentonnier. 115   —
Maximum......... 125   —

Bipariétal.........	87	—
Mento–sus–nasal...	39	—
Bitemporal.........	71	—
Bimalaire.........	62	—
Bimastoïdien.......	66	—

Bassin. — Retréci à 50 millimètres (disproportion avec le bimal. 12 millimètres, avec le bimastoïdien 16 millimètres.

Position. — O. I. T. Gauche. Tête modérément fléchie.

Perforation sur le milieu de la suture sagittale. Injections intracrâniennes.

Branche pleine dans le crâne. Branche fenêtrée du côté de la symphyse sacro-iliaque droite (suture fronto-pariétale postérieure); l'apophyse malaire postérieure reste en partie libre en dehors de cette branche.

On sert l'écrou jusqu'au bout.

Tractions avec élévation des manches. Pas de bascule du diamètre bimalaire; pas d'engagement de son extrémité postérieure.

Il serait par conséquent nécessaire de commencer par appliquer l'instrument du côté de l'occiput comme l'ont fait Fabbri, Cuzzi et Nicola ; ce qui fait que l'extrémité postérieure du diamètre bimastoïdien s'engage la première, peut être parce que la flexion de la tête s'exagère. Cette exagération de la flexion jouerait par conséquent un certain rôle dans l'engagement du premier diamètre.

Du reste, dans cette expérience, la disproportion est de 16 millimètres, ce qui dépasse la limite des disproportions des expériences de Fabbri (13 millimètres). Dans l'exp. III, de Cuzzi, la disproportion était de 15 millimètres, mais il s'agissait d'une « tête peu ossifiée; fœtus pesant 1940. »

Expérience XII.

La flexion de la tête est exagérée au moyen de la branche fenêtrée. Perforation sur l'occiput même. Une seule application sur le côté occipital. (Disproportion de 3 millim.) Engagement à la suite d'un mouvement de rotation qui place les diamètres transverses de la base dans le sens de l'un des diamètres obliques du bassin.

Fœtus de l'expérience XI. — Maxillaire supérieur un peu affaissé par l'application précédente. Base intacte.

Position. — Occipito-transversale. Droite.

Bassin. — Rétréci d'abord à 55 millimètres, pas d'engagement ; puis à 63 millimètres : Disproportion avec bi-mal. 3 millimètres.

Flexion. — La branche fenêtrée introduite entre l'occiput et la paroi droite du bassin abaisse l'occipital et exagère la flexion de la tête. *Perforation* sur l'occipital. Introduction de la branche pleine dans le crâne.

On remonte alors la branche fenêtrée pour articuler, elle se place un peu en arrière, vers la symphyse sacro-iliaque droite.

On serre l'écrou. La branche fenêtrée mesure toute la nuque et une grande partie de la colonne cervicale.

La base est dirigée presque verticalement au plan du détroit. La prise est très solide.

Tractions. — Directement en bas (sans élévation des manches).

Tout l'appareil tend à tourner. On aide à ce mouvement de rotation, en portant la branche fenêtrée de droite à gauche, et en avant ; elle s'arrête derrière la branche horizontale droite du pubis.

La voûte s'est défoncée et aplatie contre le promontoire, en glissant de gauche à droite.

Le front et la face regardent l'extrémité postérieure du diamètre oblique droit (symphyse sacro-iliaque gauche).

Le diamètre bimalaire mesure le diamètre oblique gauche du bassin ; l'apophyse malaire postérieure appuie sur le promontoire, elle se trouve un peu à droite de l'extrémité postérieure du diamètre sacro-pubien.

La tête descend dans l'excavation sans difficulté ni grands efforts.

Nous devons faire remarquer que le bassin mesurait d'abord 54 millimètres, et que la tête malgré la direction oblique qu'elle venait de prendre par le mouvement de rotation, n'a pas pu s'engager à travers le détroit. C'était sans doute l'extrémité postérieure du diamètre bimalaire qui buttait contre le promontoire. Le diamètre bi-mastoïdien étant déjà engagé le premier, grâce à la rotation qui le plaçait suivant le diamètre oblique gauche, et peut-être aussi à l'abaissement de son extrémité postérieure : car pendant que nous tirions et que nous tournions l'instrument, la région antérieure de la tête remontait un peu, d'elle-même, au-dessus du pubis.

Nous nous demandons si, avec ce rétrécissement de 54 millimètres, le diamètre bi-malaire ne se serait également engagé en exécutant avec les manches des mouvéments d'élévation d'arrière en avant.

Pas de fracture de la base.

Cette expérience montre qu'une seule application sur l'occiput suffit pour délivrer la tête, grâce au *mouvement de rotation* qui place les diamètres transverses de la base suivant l'un des diamètres obliques du bassin.

Fabbri (p. 17, § 4), en parlant du procédé qu'il a employé dans la plupart de ses expériences, dit :

« . . . . j'appliquai le cranioclaste sur le côté de l'occiput, vers la symphyse sacro-iliaque. Si le diamètre bi-mastoïdien n'était pas beaucoup plus grand que les diamètres antéro-postérieurs du détroit, les tractions abaissaient l'occiput en rendant le diamètre occipito-frontal oblique au plan du détroit, et en même temps le diamètre bi-mastoïdien descendait en plein, sans mouvement de bascule, c'est-à-dire et conservant son parallélisme avec le plan du détroit supérieur.

« Mais le diamètre bimalaire restait engagé comme un coin, au-dessus du diamètre sacro-pubien, superposé à ce dernier, ou bien un peu en dehors de lui, mais toujours parallèlement à ce diamètre.

« Il ne cédait pas aux tractions les plus énergiques, vu qu'il était supérieur en dimensions au diamètre antéro-postérieur du bassin.

« Je portai alors le cranioclaste au côté opposé pour saisir le frontal postérieur, ... etc.

Nous devons faire remarquer que notre expérience XII offre en outre cet avantage : la tête se présente en cône au détroit, cône dont le sommet est formé par l'occiput et dont la face et le cou forment la base, dirigée en haut.

Expérience XIII.

Position occipito-transverse droite. Déflexion avec la branche fenêtrée.
Perforation près du nez. Bascule en bas et en arrière du diamètre
transverse de la base, que l'on place suivant le diamètre oblique
gauche du bassin. Engagement. (Disproportion : 15 millimètres.)

Fœtus de l'Expérience XI (base laissée intacte).

Position occipito iliaque transversale droite.

Bassin rétréci à 51 millimètres (disproportion avec bimast.
15 millimètres.)

Déflexion avec la branche fenêtrée qu'on laisse en place
pour perforer le front près de la racine du nez.

Introduction de la branche mâle qui maintient et exagère
même la déflexion en poussant de bas en haut sur l'occipital.
On remonte la branche fenêtrée le long du cou dans le but
d'articuler et de saisir en même temps la base sur une
grande étendue.

Quand on a *serré l'écrou* jusqu'au bout, on remarque que
les mors ont glissé de quelques centimètres : ou plutôt c'est
la base qui a fui un peu vers le haut : l'extrémité de la branche fenêtrée se trouve à environ 6 centimètres du sternum.

On pousse les manches fortement en arrière de façon que
la branche fenêtrée, devenue oblique en haut et en avant,
laisse le cou du fœtus en arrière. C'est en arrière des mors
que se trouve la plus grande portion de base.

On serre l'instrument : ce sont les extrémités postérieures
des diamètres transverses qui se sont un peu abaissées.

Tractions. — Nous sentons que c'est en arrière que tend
à tourner l'instrument ; nous lui imprimons un léger mouvement dans ce sens ; la branche fenêtrée se dirige vers l'extrémité postérieure du diamètre oblique droit. (Symphyse,
S. I. G.)

La moitié postérieure de la base cède, la voûte s'aplatit contre le pubis et sa branche horizontale.

Les diamètres transverses de la base se trouvent situés suivant le diamètre oblique gauche du bassin.

L'engagement s'est fait ; mais avec moins de facilité que dans les expériences précédentes et analogues. En effet, l'obliquité de la saisie n'avait pas la même direction et la voûte devait s'aplatir derrière le pubis qui lui offre une surface presque plane.

Au moment où la face traversait l'orifice vulvaire le cranioclaste a glissé (sans rien arracher). Cet accident est dû à ce que la base pendant l'écrasement glissa de bas en haut de quelques centimètres. Les mors de l'instrument n'avaient plus à saisir que des os fragiles depuis le sphénoïde jusqu'à la racine du nez ; ces derniers furent entièrement sectionnés et la face, fendue en deux moitiés latérales, formait à la vulve deux lambeaux flottants.

Expérience XIV.

Procédé par inclinaison latérale de la tête (Fabbri). Deux applications postéro-latérales, en commençant par l'occiput. Engagement de la tête. (Disproportion : 7 millimètres.)

Fœtus à terme, ayant vécu dix jours. Conservé dix jours dans l'alcool. Tête bien ossifiée.

Poids 2300 grammes (non compris les fémurs, enlevés à l'autopsie). Longueur du corps 46 centimètres.

Diamètres : Occipito-frontal....... 105 millimètres.

Occipito-mentonnier ... 115 —

Maximum............. 120 —

Bipariétal............ 84 —

Mento-sus-nasal...... 41 —

Bitemporal.......... 61 —
Bimalaire............ 58 —
Bimastoïdien......... 62 —

Bassin rétréci à 55 millimètres (disproportion avec bi-mast. 7 millimètres).

Position O I T. Gauche.

Perforation avec la trépan sur le bord sagittal du pariétal antérieur. Injections intracraniennes pour chasser la pulpe cérébrale.

1° Branche pleine dans le crâne, branche fenêtrée entre la suture occipito-pariétale et la symphyse sacro-iliaque gauche du bassin. On serre l'instrument.

Tractions avec élévation des manches, qu'on porte un peu vers la cuisse droite en les rapprochant du pubis. L'apophyse mastoïde antérieure se relève un peu, mais la postérieure butte contre le promontoire et ne s'engage pas. La suture pariéto-frontale postérieure s'est défoncée contre le promontoire (le frontal et le pariétal étant rentrés dans la cavité cranienne et se trouvant adossés dans une certaine étendue par leur face cutanée ou externe, déformation que nous avons déjà remarquée dans les expériences précédentes).

La suture pariéto-frontale antérieure s'est également défoncée contre la branche droite du pubis, mais à un degré moindre. On fait encore quelques tractions qui n'arrivent pas à engager l'apophyse malaire située en arrière ; l'instrument lâche prise, peut-être parce que, avant l'écrasement, il n'avait pas été poussé assez haut pour saisir la voute dans une plus grande étendue.

C'est pourquoi on desserre pour réappliquer en poussant

assez fort sur les manches de bas en haut et rapprochant les mors aussi près que possible de l'angle sacro-vertébral.

Tractions avec élévation des manches, l'apophyse mastoïde antérieure s'élève d'une façon notable, la postérieure s'abaisse en s'engage dans le détroit.

2° On désarticule pour appliquer du côté de la symphyse sacro-iliaque du côté droit, on saisit dans le sens de la suture pariéto-frontale située en arrière. Pendant qu'on serre, la base tend à quitter les mors en fuyant vers le haut, c'est pourquoi on pousse fortement sur les manches de bas en haut et on engage l'aide à exercer sur la tête une pression plus forte.

Tractions et élévation des manches. L'apophyse malaire postérieure s'incline et s'engage, l'antérieure s'élève. La face intracranienne de la base regarde en bas et en avant ; ses diamètres transverses sont obliquement dirigés en bas et en arrière. (Pl. I, fig. 6.)

Les pariétaux seuls s'aplatissent derrière le pubis, tandis que le frontal reste *intact* dans toute son étendue, d'où une certaine difficulté à faire descendre la tête, malgré le mouvement de bascule, si prononcé, qu'elle vient de subir.

En effet, par ce mouvement, le diamètre mento-sus-nasal (41 millimètres), augmenté de toute la hauteur du frontal très ossifié et resté intact, s'est placé dans le sens antéro-postérieur, un peu à droite du diamètre sacro-pubien. Après quelques tractions en bas assez fortes, on finit par abaisser toute la tête. Arrivée à la vulve on tourne l'instrument en avant pour dégager la face.

Pas de fracture de la base; l'orifice de perforation s'est agrandi et les angles des pariétaux se sont accrochés au bourrelet de caoutchouc qui dessine le détroit inférieur et agrandissent la déchirure produite dans une expérience analogue.

Expérience XV.

Substitution de la face avec la branche fenêtrée. Trépanation sur le front, près de la racine du nez. La base, par le fait même de la déformation qu'elle a subie pendant l'écrasement, est toute disposée à placer ses diamètres transverses dans le sens de l'un des diamètres obliques du bassin. (Disproportion : 22 millim.).

Fœtus de l'expérience XIV dans laquelle la base a été entièrement épargnée.

Position. Occipito-iliaque, — transversale gauche.

Bassin rétréci à 40 millimètres (disproportion avec le bimalaire 18 millim. et avec le bimastoïdien 22 millim.)

Déflexion avec la branche fenêtrée introduite entre la face et le côté droit du bassin. *Perforation* sur le front près de la racine du nez.

La branche mâle introduite dans le crâne, se place d'elle-même parallèlement au diamètre occipito-frontal, elle maintient et exagère la déflexion, en refoulant de bas en haut l'occipital. Pour articuler, on remonte la branche fenêtrée le long du cou, l'extrémité de cette branche s'arrête à une petite distance de la fourchette sus-sternale.

On serre l'appareil lentement et jusqu'au bout.

La colonne cervicale située en avant forme avec l'instrument placé un peu en arrière un V ouvert en haut.

C'est en avant des mors que se trouve libre, la plus grande partie de la base. En y exerçant une certaine pression avec la main on s'aperçoit qu'elle cède déjà et qu'elle tend à s'incliner vers le côté gauche du bassin et à se coucher derrière le pubis. Une petite portion de la base dépasse en arrière les mors de l'instrument qui la tiennent très solidement.

Tractions au moyen d'une corde : Les choses étant ainsi disposées et sans avoir encore exercé la moindre traction, nous passons une corde sur cette portion de tige de la manivelle qui se trouve libre entre les extrémités des deux manches rapprochés. Nous tirons sur cette corde directement en bas ; d'abord il y a quelque résistance, mais bientôt on voit l'extrémité postérieure du diamètre bimalaire glisser de gauche à droite sur le promontoire et se placer dans la concavité de la symphyse sacro-iliaque droite. (Pl. III, fig. 4. M.) La portion antérieure de la base s'incline au contraire à gauche du bassin et s'applique derrière le pubis. Ses diamètres transverses se trouvant ainsi accommodés au diam. oblique gauche du détroit, il suffit d'exercer encore quelques tractions sur la corde, et *sans violence*, pour amener le tout au périnée.

Base mobile suivant la racine du nez, l'ethmoïde le corps du sphénoïde ; le trait n'intéresse pas l'apophyse basilaire, mais il se continue avec la suture petro-occipitale gauche disloquée.

Les extrémités antérieures des diamètres transverses se trouvent abaissées.

EXPÉRIENCE XVI.

Procédé par déflexion complète au moyen de la branche fenêtrée. Perforation sur le front, près de la racine du nez. Accommodation des diamètres transverses de la base, à l'un des diamètres obliques du détroit, en exécutant un léger mouvement de rotation ; engagement. (Disproportion de 22 millimètres).

Fœtus à terme, ayant vécu 14 jours. Conservé 8 jours dans l'alcool.

Poids 2.600 grammes. Longueur totale du corps 54 cent. Fœtus bien constitué, tête très bien ossifiée, les os de la voute offrent une grande résistance, la tête est très arrondie.

Diamètres : Occipito-mentonnier.... 105 millimètres.
Sus-occipito-mentonnier 103 —
Maximum............ 110(1) —
Bipariétal............ 90 —
Mento-sus-nasal...... 42 —
Bitemporal........... 77 —
Bimalaire............ 67 —
Bimastoïdien......... 70 —

Position Occipito-iliaque transversale gauche.

Bassin rétréci à 48 millimètres. (Disproportion avec le bimalaire 19 millim. avec le bimastoïdien 22 millim.)

On défléchit la tête au moyen de la branche fenêtrée introduite entre la face et la paroi droite du bassin, et on la confie à un troisième aide. *Perforation* près de la racine du nez et issue de la pulpe cérébrale au moyen d'injections intracraniennes. La première branche étant maintenue sur la ligne médiane, il n'y a pas lieu de décroiser après l'intro-duction de la branche intra–cranienne, laquelle exagère la déflexion pendant qu'on remonte l'autre pour articuler.

Nous serrons l'appareil lentement :

Pour la première fois nous voyons le menton fuir en

(1) Ce diamètre avait pour extrémités : d'un côté le menton, de l'autre un point situé non pas immédiatement au-dessus de l'occipital ; mais sur le pariétal gauche, près de l'angle postéro-supérieur de cet os. C'est, sans doute, pour des raisons de ce genre que M. Budin, au lieu d'appeler ce diamètre sus-occipito-mentonnier, lui donna le nom de diamètre maximum de la tête.

avant des mors du cranioclaste et s'élever assez haut au-
dessus du pubis. Avant de serrer davantage on recommence
et le même phénomène se reproduit. Ceci serait-il dû à ce
que la tête étant très ronde et très ossifiée est en quelque
sorte mal équilibrée sur la ligne sacro-pubienne qui n'a que
48 millimètres d'étendue ?

Pour éviter le déplacement si prononcé de la tête, nous
recommandons à notre aide de placer la main gauche à
plat sur la région latérale du crâne qui se trouve en avant,
près du frontal antérieur et d'y exercer une certaine pression pour faire office de parois utérines et abdominales,
parois qui peut-être auraient empêché ce déplacement du
menton chez la femme vivante.

On serre l'écrou jusqu'au bout.

Le menton se trouve pris dans la branche fenêtrée et la
base est saisie obliquement comme dans les expériences
analogues, le diam. occipito-frontal étant devenu perpendiculaire au plan du détroit.

La partie antérieure de la base, que l'on comprime avec la
main, cède à peine, par conséquent la fracture n'est pas
aussi complète que dans les cas précédents ; ce qui est dû à
l'ossification très avancée de cette tête. C'est pourquoi elle
ne s'engage pas après les premières tractions ; mais, tournant l'instrument vers la droite (en portant la branche
fenêtrée un peu en arrière), nous sentons un petit craquement ; la partie antérieure de la base s'est disloquée complètement par le fait de la compression qu'elle a subie contre
le pubis.

On tourne alors les manches vers la gauche et en avant,
l'extrémité postérieure du diam. bimastoïdien se dirige vers
la symphyse sacro-iliaque droite ; une partie de la voûte se

défonce contre l'angle sacro—vertébral (Pl. IV, fig. 2 *a*), le reste s'aplatit incomplètement d'avant en arrière *et se loge* dans le côté gauche du bassin et dans l'angle sacro-iliaque correspondant (Pl. III, fig. 4). La tête descend, sans violence, jusqu'au périnée. L'orifice de perforation, qui ne porte pas contre le pubis, ne s'est point agrandi; pas d'esquilles.

Cette tête nous la conservons entière. En l'examinant bien, on voit qu'elle offre une très grande mobilité dans le sens d'une ligne qui, partant de la racine du nez atteint l'apophyse basilaire et dévie pour se continuer avec la suture pctro—occipitale gauche (ou postérieure dans la présentation O T G). La dislocation de cette suture est telle que l'on trouve le rocher complètement indépendant des os du voisinage, ce qui doit s'être produit grâce au premier mouvement de torsion fait dans le but de compléter la disjonction des sutures; c'est aussi grâce à cette indépendance du temporal que le cranioclaste, tenant entre ses mors le rocher, abaissa ce dernier pendant les tractions, ainsi que toute la moitié de la base située en arrière: c'est donc l'extrémité postérieure du diam. bimal. qui s'engagea la première (Pl. IV, fig. 2).

CHAPITRE V.

EXAMEN DES EXPÉRIENCES

A

Expériences faites d'après le procédé de Fabbri, dans lequel les diamètres transverses de la base sont dirigés obliquement au plan du détroit supérieur (dans le sens antéro-postérieur) (Pl. I, fig. 5 et 6).

Les expériences II, XI et XIV ont été faites d'après le procédé de cet auteur.

Dans l'exp. II qui portait sur un fœtus dont la tête était très ossifiée, nous fûmes obligé pour faire basculer en bas et en arrière l'extrémité postérieure du diam. bimalaire, de réduire la disproportion à 4 mill., et cependant les diamètres transverses de la base avaient été un peu réduits dans l'expérience précédente.

Dans la première application à la partie postérieure de l'occiput l'instrument tendait à glisser, au dernier moment, et arracher un fragment de la voute. Il ne glissa pas, mais l'orifice de perforation fut agrandi et des fragments d'os furent mis à nu ; à la deuxième application faite sur le frontal postérieur, il y eut engagement, mais les esquilles s'accrochèrent au bourrelet qui dessine le détroit inférieur du mannequin et déchirèrent le caoutchouc (1).

Dans l'expérience XI qui portait également sur une tête bien ossifiée la disproportion était de 16 millimètres ; nous voulions savoir si l'on peut faire basculer en arrière le diamètre bimalaire en faisant la première application de son

(1) Ce bourrelet ne représente aucun organe.

côté. Nous n'y avons pas réussi, ce qui nous fait penser que la flexion que subit la tête pendant la première application du côté de l'occiput doit jouer un certain rôle dans l'engagement du diam. bimalaire pendant la seconde.

Dans cette expérience l'extrémité supérieure de l'instrument arriva jusqu'au maxillaire supérieur qui fut aplati ; cet os étant creux et fragile la prise n'était pas solide ; si nous avions insisté sur les tractions, l'instrument aurait très probablement glissé.

Fabbri, dans son expérience VIII où la disproportion était de 3 millimètres, a constaté que l'application de l'instrument du côté du frontal (en arrière) diminua le diamètre bimal. en écrasant l'apophyse malaire correspondante.

Dans l'expérience XIV la disproportion était de 7 millimètres (O. T. C). L'instrument glissa dans la première application (faite en arrière et à gauche), le cuir chevelu fut encore déchiré, et des esquilles furent mises à nu. La région pariétale située en arrière fut défoncée contre le promontoire. Mais le frontal resté intact opposait une certaine résistance en buttant contre le pubis ; nous fûmes forcé pour faire basculer davantage le diamètre bimalaire, de porter tellement les manches en haut et en avant que les branches de l'instrument furent mises en contact avec l'arcade pubienne. Les esquilles augmentèrent la déchirure du caoutchouc au niveau du détroit inférieur.

Y a-t-il des fractures utiles dans ce procédé ?

Rappellons-nous que la limite au-dessus de laquelle le cranioclaste devient impuissant dans ce procédé est une disproportion de 13 millimètres (ou 15 d'après Cuzzi).

Dans ce procédé la prise de l'instrument devient d'autant moins solide que le rétrécissement du bassin est plus prononcé. En effet, le cranioclaste porte sur des os plats, n'offrant par conséquent pas assez d'épaisseur aux mors, ni assez de résistance anx tractions. C'est pour ces raisons que dans les expériences II, IV et VI de Cuzzi, dans lesquelles cet auteur opérait avec des disproportions au-dessus de 13 millimètres, l'obstacle ne pouvait être surmonté; l'instrument glissait en arrachant parfois un os de la voûte; et ce glissement *avcc arrachement des os* n'est pas sans offrir des dangers pour les parties maternelles.

Toutes ces mutilations, que cependant on ne cherche pas à produire, sont mauvaises et nuisibles dans un procédé qni a pour but de tourner l'obstacle seulement en inclinant la base sur un de ses côtés. Le glissement peut également avoir lieu quand on applique l'instrument du côté des os frontal, malaire, et maxillaire, os fragiles et peu résistants.

En admettant même que le diamètre bimastoïdien, le plus résistant des diamètres de la base, puisse se réduire pendant la première application, ce ne sera pas grâce à la puissance des mors, mais grâce aux tractions violentes qui le réduiraient aux dépens de pressions dangereuses contre la ceinture pelvienne et les parties molles.

Nicolà parle de deux fractures du rocher qu'il aurait observées dans deux de ses expériences, il attribue l'une d'elles à un mouvement de torsion qu'il fit, dit-il, au moment ou l'occiput s'engageait le premier, et l'autre à ce que les mors du cranioclaste tombèrent sur le rocher même. Nous verrons plus loin (p. 86) si le rocher peut être fracturé malgré la puissance du cranioclaste.

Mais dans ce procédé peut-on saisir le rocher ? Pendant l'application de l'instrument les mors, séparés par la région de la voûte qu'ils doivent saisir, montent de bas en haut parallèlement à celle-ci ; la branche intracrânienne une fois arrivée sur la base du crâne, cette dernière, étant située presque horizontalement, l'arrête et l'empêche de progresser ; pour la saisir entre les mors il faudrait au moins qu'elle fût déjà située obliquement en bas et en arrière, direction qui n'existe pas avant l'opération et que le procédé a pour but d'obtenir.

Du reste l'extraction ayant toujours été faite à la suite de la deuxième application (sur le frontal et en arrière) comment peut-on savoir si l'instrument avait réellement saisi le rocher dans la première ?

Pour nous résumer nous dirons :

1° Que l'on doit peu compter sur une diminution utile des diamètres de la base ;

2° Que si le bimalaire est réduit, le bimastoïdien, qui offre le plus de résistance, reste intact ;

3° Que dans tous les cas la réduction, comme le fait remarquer Nicola, sera due surtout à des pressions dangereuses que subiront les parties maternelles ;

4° La saisie est faible des deux côtés et l'instrument glisse ;

5° L'orifice de perforation s'agrandit presque toujours et met à nu les os de la voûte, autre danger.

B

Expériences faites d'après le procédé qui consiste à placer les diamètres transverses de la base parallèlement au diamètre transverse du bassin. (Pl. III. Fig. 1 et 2.)

Dans ce procédé, avons-nous dit, on perfore sur la région qui se présente au détroit (vers le milieu de la suture sagittale) ; on introduit la branche pleine dans le crâne ét on es-

saie de défléchir la tête ; on introduit ensuite la branche fenêtrée ; après avoir serré l'instrument on imprime à son axe
un mouvement de rotation en vertu duquel cette dernière branche s'applique directement sur le promontoire ; le diamètre
bimallaire est alors situé transversalement.

Dans l'expérience I, après avoir perforé sur le vertex, il
nous fut impossible d'obtenir une déflexion complète, de
sorte que la branche fenêtrée, introduite en second lieu,
tomba parallèlement à la face et au front (1) ; le diamètre occipito-frontal n'était par conséquent pas devenu perpendiculaire au plan du détroit, mais oblique en bas et à droite. Malgré cela nous avons exécuté le mouvement de rotation en
arrière ; mais la base dans cette situation, étant oblique en
haut et en avant, buttait contre le bord supérieur du pubis,
d'où l'impossibilité d'engager la tête (la disproportion
était de 16 millimètres).

Pour être sûr d'obtenir une déflexion complète de la base
et rendre par conséquent le diamètre occipito-frontal perpendiculaire au détroit, enfin pour étudier avec soin tout ce
qui passe dans le détroit supérieur pendant le mouvement de
rotation en arrière, nous avons appliqué à ce procédé ce que
nous avons fait dans nos autres expériences : c'est-à-dire la
déflexion au moyen de la branche fenêtrée et la perforation
très près de la racine du nez. C'est ainsi qu'ont été exécutées
les expériences IV et X.

Les détails que nous avons donnés dans ces trois expériences, et les considérations dans lesquelles nous entre-
rons dans l'article suivant nous dispensent d'être plus long
dans celui-ci. Nous nous contentons seulement de dire.

1° Qu'il n'est pas toujours possible de défléchir la tête au

(1) Voir pages 33, 34 et 36.

moyen de la branche intracrânienne. Que la déflexion n'est presque jamais complète. (voir p. 36)

2° L'orifice de perforation étant situé loin de la base s'agrandit et met à nu des esquilles dangereuses pour les organes situés derrière le pubis, il s'agrandit : 1° parce qu'il est déchiré par la branche pleine au moment où cette dernière se rapproche de la branche fenêtrée ; 2° parce qu'après le mouvement de rotation il se trouve traîné, tiraillé et comprimé, derrière le pubis.

3° Pendant le mouvement de rotation la branche externe râcle et contusionne les parties molles qui recouvrent le promontoire. La voûte crânienne doit s'écraser *complètement* contre une surface presque plane, la face postérieure du pubis. Ces deux conditions nécessitent une augmentation de force de la part de l'opérateur. (Pl. III fig. 1.)

4° Pendant les tractions la branche fenêtrée dont les bords sont cependant plus épais que ceux d'un forceps, fait fonction de couteau et tranche les parties molles contre l'angle sacro-vertébral.

5° Malgré les efforts que nous avons employés dans l'expérience IV où la disproportion était de 18 millimètres nous n'avons pas pu engager la tête à travers le détroit.

C

Expériences faites d'après le procédé qu'on propose.

Ces expériences sont au nombre de huit. Nous allons les examiner en passant en revue les différentes phases du manuel opératoire. Les disproportions entre les diamètres transverses de la base et le diamètre promonto-pubien minimum ont été de 13= (Exp. VI et IX) — 15= (Exp.

XII)—18= (Exp. V) —22= (Exp. XV—et XVI—et 24 millimètres (Exp. VII).

La déflexion. — Elle a été exécutée au moyen de la branche fenêtrée introduite entre la paroi du bassin et la face du fœtus. Grâce à sa courbure cette branche s'appliquait sur la convexité de la région frontale et son extrémité supérieure accrochait le bord inférieur (tourné en haut) du maxillaire inférieur. Plaçant alors la main gauche pardessus la mortaise, la main droite appliquée sur le manche faisait exécuter à la branche un mouvement combiné de traction et de levier dans le sens latéral, mouvement en vertu duquel le menton s'abaissait tandis que la région occipitale et le vertex glissaient et remontaient en sens inverse.

Nous avons également pu défléchir la tête, en prenant un point d'appui sur la bouche ou bien aux environs du nez. Dans l'expérience I (page 4) nous avons recommandé à notre aide d'exercer sur la tête une très forte pression. La substitution de la face a demandé seulement un peu plus de force que dans les autres cas. Les surfaces en contact, de la marge du détroit supérieur et de la voûte du crâne n'étant que peu étendues et s'opposant, surtout en arrière, par leur convexité, il n'y a que peu de frottements pendant que l'on opère la déflexion.

On confie le manche à un aide, qui, comme dans une application de forceps, ne doit pas l'écarter de sa position. Il serait bon de ne pas atteindre avec cette branche, exactement la ligne médiane, afin que la racine du nez corresponde autant que possible au centre du détroit.

Perforation. — Avec un trépan dont la couronne doit avoir un diamètre au moins égal à l'épaisseur de la branche pleine, ou bien avec les ciseaux de Smellie, on perfore le crâne à un centimètre environ de la racine du nez. (Pl. IV., fig. 2.)L'orifice de perforation, nous ne l'avons jamais trouvé agrandi après l'extraction ; en effet, il ne vient pas se dé-chirer contre le pubis, et mettre à nu les os de la voûte comme cela se produit dans le procédé qui consiste à placer le diamètre bimalaire parallèlement au diamètre transverse du bassin.

Injections intracrâniennes. — Nous pensons qu'une canule à bec recourbé serait peut-être préférable, car on pourrait la glisser très obliquement entre la dure-mère et le cerveau ; le liquide se propageant ainsi rapidement dans tous les sens, chasse la masse cérébrale en la poussant d'arrière en avant.

Introduction des branches, articulation. — Grâce à la déflexion préalable, la base est située verticalement au plan du détroit ; on n'aura qu'à introduire la branche pleine dans le crâne par l'orifice de perforation pratiqué presque au ras de la surface intracrânienne de la base ; cette branche se place d'elle-même, et sans aucun artifice, parallèlement à la région qu'elle doit comprimer et démolir. Son extrémité supérieure va butter contre les fosses de l'occipital ; on pousse de bas en haut sur le manche pour maintenir la déflexion, tandis que l'autre main remonte la branche fenêtrée ou externe le long du cou. Au moment d'articuler, l'extrémité supérieure de cette dernière se trouve à deux ou trois centimètres de la fourchette susternale et un peu en arrière de celle-ci. Grâce à la courbure de l'axe du bassin cette branche se dirige obliquement en haut et en arrière, laissant en avant la colonne cervicale. (Pl. II fig. 2.)

Nous avons dit qu'il n'y aura pas lieu de décroiser, vu que l'application exige que ces branches immédiatement avant l'articulation soient parallèles entre elles, et même, au dernier, moment un peu plus écartées à leur partie inférieure pour exagérer la flexion.

Ecrasement. — *a.* Les mors de l'instrument tiennent la base suivant une ligne oblique qui divise cette dernière en deux parties inégales ; une antérieure, c'est la plus étendue, une postérieure, plus petite et qui sera plus solidement saisie.

La ligne dont nous venons de parler, va de la racine du nez à un point situé un peu au-dessus de l'apophyse mastoïde postérieure.

Quand on a serré l'écrou lentement et jusqu'au bout, la base cède suivant la même ligne oblique, mais c'est seulement la partie située en avant des mors, qui jouit de toute la mobilité. Déjà elle s'incline un peu vers la branche intracrânienne, à gauche ; elle est prête à se coucher, en quelque sorte, contre la face postérieure du pubis.

b. Nous avons parlé, dans nos expériences, d'un mouveme de bascule en vertu duquel l'une des extrémités des diamètres transverses de la base s'abaissait (et s'engageait la première), tandis que l'autre extrémité s'élevait.

L'expérience VIII (Pl. II, fig. 1 et 2) a été exécutée en dehors du bassin, dans les conditions d'une occipitoT.gauche ; d'abord l'instrument fut appliqué parallèlement au diamètre occipito-frontal, et à la colonne cervicale ; il n'y a pas eu d'inclinaison dans les diamètres transverses ; mais en appliquant les mors obliquement, comme dans d'autres expériences faites dans le bassin, nous assistions pendant l'écrasement à un mouvement de bascule qui déplaçait de 16 millimètres environ les épingles plantées transversalement dans chaque apophyse malaire ; c'était l'apophyse malaire droite qui s'abaissait (elle serait dirigée du côté du pubis : O. T. G.).

Dans les expériences V, VI, VII, (IX ?), et XV, (Pl. II, fig. 1) exécutées en O. G., c'étaient également les extrémités antérieures des diamètres transverses qui s'abaissaient.

C'est seulement dans l'expérience XVI (Idem, fig. 2) (O. G.), que les extrémités postérieures s'abaissèrent et s'engagèrent les premières. L'examen a montré que le rocher est excessivement mobile, par conséquent séparé entièrement des os du voisinage ; c'est sans donte pour cette raison que la portion postérieure de la base solidement saisie par l'instrument et rendue très mobile, fut abaissée et engagée en premier lieu.

Quant aux particularités de l'exp. XIII, voir cette expérience.

Rotation et tractions.—Nous supposons toujours une position occipito-transversale gauche ; la base est en ce moment divisée en deux moitiés inégales et mobiles l'une sur l'autre ; la région antérieure, avons-nous dit, s'incline un peu vers la gauche du bassin. Si avant d'opérer le moindre mouvement (Pl. III, fig. 3), on comprime cette même région avec la main, on trouve qu'elle cède, mais en opposant une résistance élastique ; c'est grâce à cette élasticité, et au contour de la tête déformée qui forme, pourrait-on dire, comme un pas de vis, que la base tend à se redresser, en repoussant de gauche à droite sa moitié postérieure qui glisse dans le même sens sur le promontoire et va se loger dans la concavité de la symphyse sacro-iliaque correspondante. L'expérience XV prouve que cette façon de voir est juste ; la tête du fœtus était bien ossifiée, et la disproportion de 22 millimètres ; les tractions furent faites par l'intermédiaire d'une corde ; nous avons assisté au mouvement de rotation qui s'est produit dans le sens que nous venons d'indiquer.

Le diamètre bimalaire se place dans le sens du diamètre oblique gauche.

Il n'y a pas de résistance pendant l'engagement qui se produit par glissement ; la tête, descend facilement jusqu'au périnée.

La base ainsi déformée pendant le rapprochement des mords, ayant de la tendance à s'accommoder au détroit supérieur, il s'en suit que l'opérateur doit exécuter de ses propres mains ce mouvement de rotation peu étendu.

L'instrument offrant dans ses mords une courbure, et une autre, moins prononcée cependant, dans ses branches, *peut-être* serait-il bon, pendant que l'on tourne le cranioclaste sur son axe, d'en porter les manches d'abord très légèrement en avant et vers la cuisse gauche, puis un peu en arrière, comme pour simuler le mouvemeut de vielle dont parle M. Bar, à propos du forceps.

Le mouvement de rotation en avant offre, croyonsnous, un autre avantage : les mors du cranioclaste, tenus assez écartés par l'interposition d'os épais et résistants, tels que l'apophyse basillaire, le sphénoïde et surtout le rocher, s'éloignent de la ligne sacro-pubienne qui forme la région la plus rétrécie du détroit, et se dirigent latéralement vers un espace de plus en plus large Pl. III, fig. 4). Tandis que dans le procédé qui consiste à placer le diamètre bimalaire transversalement, c'est l'inverse qui se produit (Pl. III, fig. 1), d'où la nécessité de déployer une force plus grande, et d'autant plus que la branche fenêtrée fortement serrée entre la tête (qui appuie contre le pubis) et le promontoire, racle et contusionne les parties molles qui recouvrent ce dernier. Le cranioclaste dans ce cas agit comme un puissant levier dont la résistance réside sur la paroi antérieure, la plus faible de la ceinture pelvienne.

Dans l'expérience XVI, qui portait sur un fœtus dont la tête était très ossifiée, nous éprouvâmes de la résistance aux premières tractions. Soulevant alors l'instrument, nous comprimons la base entre nos mains, et nous trouvons qu'elle cède à peine. Pour compléter la fracture, nous tournons un peu le cranioclaste sur son axe, mais en sens inverse des cas précédents : la base butte contre le pubis, et nous entendons un craquement ; tournant alors l'instrument en avant, comme dans les autres expériences, et tirant directement en bas, la tête s'engage sans difficulté.

L'expérience VII nous montre que lorsque la mobilité de base, dans ses deux parties latérales, est très prononcée, ces deux moitiés s'inclinent l'une sur l'autre à tel point que les dimensions antéro-postérieures de la tête se réduisent à celles du diamètre promonto-pubien minimum ; il n'y a pas alors lieu d'exécuter le mouvement de rotation.

Pendant que l'extrémité postérieure du diamètre bimalaire glisse de gauche à droite sur le promontoire, une partie seulement de la voûte se défonce contre l'angle sacro-vertébral ; tout le reste s'aplatit *incomplétement* d'avant en arrière, et peut se loger à l'aise dans un espace relativement assez étendu,

et formé par la moitié latérale gauche du bassin, et la concavité de la suture sacro-iliaque du même côté (Id., fig. 4).

Dans le procédé qui consiste à placer le bimalaire transversalement, toute la voûte doit s'aplatir, et entièrement,
contre une surface presque plane, la face postérieure du
pubis; ce qui nécessite encore plus de force de la part de
l'opérateur (Id., fig. 2).

La base est-elle réellement fracturée ?

A la fin de chaque expérience, en comprimant latéralement
la base (après avoir désarticulé l'instrument), nous constations qu'elle pliait suivant une ligne allant de la racine du
nez à l'apophyse basilaire laissée intacte; et de cette
dernière le trait se continuait avec la suture petro-occipitale
qui regardait le sacrum pendant l'opération, et que toujours
nous trouvions *disloquée*. Mais en enlevant la voûte du
crâne, et la peau de la face, et disséquant avec soin la dure-
mère qui tapisse la base, nous pouvions en examiner tous
les dégâts dans leurs plus petits détails.

Nous donnerons comme type des lésions et déformations
produites par le cranioclaste, la description de la base de
l'expérience XV, en examinant les os d'après les diamètres
auxquels ils appartiennent (Pl. IV, fig. 1).

Diamètre mento-sus-nasal. — Le maxillaire inférieur est
divisé en trois fragments dont un médian. Le rebord alvéolaire du maxillaire supérieur est rapproché par sa partie
médiane de la racine du nez, l'ethmoïde est aplati de haut
en bas. Dans ce mouvement, les sutures de l'os malaire
avec le maxillaire supérieur et le frontal ont été défaites; l'apophyse zygomatique a été fracturée.

Diamètre bimalaire. — Outre les lésions précédentes, les sutures de la portion horizontale du frontal avec le corps du sphénoïde et ses petites ailes en arrière, et avec l'ethmoïde sur la ligne médiane, sont également très mobiles. Si l'on comprime le diamètre bimalaire, on voit les bords de l'échancrure ethmoïdale se rapprocher et se toucher même par leur partie postérieure, en recouvrant la lame criblée de l'ethmoïde.

Diamètre bi-temporal. — On sait qu'au point de vue du développemeut, on divise le sphénoïde en deux parties : le sphénoïde postérieur (selle turcique) auquel appartiennent les grandes ailes, et le sphénoïde antérieur qui possède les petites ailes, et sur lequel se développent plus tard les sinus sphénoïdaux. Toutes les pièces de cet os sont unies par des sutures dont la plupart ne s'ossifient que long-temps après la naissance.

En allant d'avant en arrière, nous trouvons toutes ces sutures défaites et rendues mobiles par l'action de l'instrument :

Le sphénoïde antérieur est divisé en deux par une ligne antéro-postérieure sinueuse et lisse, suture non encore ossifiée ; il est solidement uni à la petite aile droite, tandis qu'il est séparé de la gauche (sur laquelle a porté la branche intracrànienne) par un petit trait de fracture.

Le sphénoïde postérieur (selle turcique), intact et très ossifié, est mobile sur les deux pièces de l'antérieur par une suture transversale. Les sutures des grandes ailes avec les parties latérales de cet os sont également mobiles.

La portion écailleuse du temporal gauche est fracturée

suivant une ligne antéro-postérieure, et rentrée dans la cavité crânienne avec le pariétal correspondant; cette déformation s'est produite contre le promontoire, pendant le mouvement de rotation de l'angle sacro-vertébral vers la symphyse sacro-iliaque droite (idem *a*).

Diamètre bimastoïdien. — L'apophyse basilaire est intacte, du reste nous ne l'avons jamais trouvée fracturée. Ses sutures avec les rochers latéralement, et celles qui l'unissent au reste de l'occipital en arrière sont défaites et mobiles. Il en est de même de celle qui l'unit au sphénoïde en avant, et qui ne s'ossifie que vers l'âge de 15 ans.

Le temporal en entier est mobile dans toutes les sutures qui l'unissent aux os voisins. Cette mobilité est plus prononcée pour les rochers, et plus particulièrement pour le rocher du côté gauche, c'est-à-dire celui qui répondait à la paroi postérieure du bassin et que l'instrument avait saisi.

Après chaque expérience, lorsque nous enlevions la voûte du crâne, nous constations que le rocher qui regardait le pubis pendant l'opération, ainsi que celui sur lequel avaient porté les mords de l'instrument, n'offraient point de fractures :

Pour préparer les bases de trois de nos fœtus, on a commis l'erreur de faire bouillir les têtes avec de l'eau et du bicarbonate de soude, tous les os de la tête se séparèrent et nous pouvons constater que les six rochers, de l'apophyse mastoïde à leur sommet, n'offrent pas la moindre fêlure. Il en est de même pour les rochers de la base que nous décrivons, et pour tous les autres.

Le diamètre bimastoïdien, le moins réductible de la base,

est formé par trois os très résistants : les rochers et l'apophyse basilaire ; ces os constituent une arcade dont la concavité regarde le trou occipital. Mais une arcade n'offre son maximum de résistance qu'en tant qne les forces qui s'y appliquent ont leur resultante dans la direction d'une ligne qui irait du sommet à la base. Dans|le cas qui nous occupe, la courbnre de l'instrument, son application dans une direction oblique, enfin les tractions, écartent, par torsion, les extrêmités de cette arcade (surtout l'antérieure) du plan qu'elles occupent, et les rapprochent en diminuant les dimensions du diamètre qu'elles mesurent.

Diamètre occipito-frontal. — Nous avons déjà dit que ce n'est pas suivant cette ligne droite que l'instrument pliait la base en deux, mais suivant une autre ligne brisée, allant de la racine du nez à la base du rocher qui regardait le promontoire. Sur cette ligne, on trouve d'avant en arrière les os suivants, complètement mobiles : l'échancrure ethmoïdale, le sphénoïde antérieur séparé en deux moitiés latérales, le sphénoïde postérieur et l'apophyse basillaire intacts, enfin la suture petro-occipitale gauche très mobile.

C'est grâce à la mobilité de ces os que la base, comprimée d'avant en arrière, peut également plier suivant une ligne transversale passant par le sphénoïde.

C'est seulement dans l'expérience XIII que ce diamètre fut littéralement coupé en deux, de la racine du nez jusqu'au sphénoïde ; la face était partagée en deux lambeaux flottants. Mais cette section est due à ce que la base ayant glissé de bas en haut entre les mords de l'instrument, ces derniers ne trouvaient plus à saisir que des parties molles et des os fragiles, tels que la racine du nez, l'ethmoïde, les lames horizontales du maxillaire supérieur, le sphénoïde antérieur.

Dans toutes les autres expériences, cette section était évitée, grâce à l'interposition d'os épais et très résistants : l'apophyse basilaire et surtout, le rocher.

Les extrêmités pubiennes des diamètres de la base que nous examinons, ayant subi un mouvement d'abaissement pendant que nous serrions l'écrou, on peut voir que tout le côté droit de cette base se trouve abaissée, tandis que le côté gauche est remonté.

D

Une seule application de l'instrument du côté de l'occiput.

Nous avons fait cette expérience pour savoir si une seule application faite du côté de l'occiput, pouvait suffir pour engager la tête (la disproportion était de 3 millimètres).

Nons renvoyons le lecteur aux détails que nous donnons dans la description de cette expérience, une seule ne suffisant pas pour considérer l'opération d'une façon générale et en tirer quelque conclusion.

CONCLUSIONS.

Appuyé sur nos expériences et sur les considérations dans lesquelles nous sommes entré à propos de chacune d'elles, nous croyons pouvoir nous permettre de proposer comme étant meilleur, le procédé suivant dont le manuel opératoire a été décrit en détails : Chapitre V—C

1° Défléchir complètement la tête, au moyen de la branche fenêtrée introduite entre la face du fœtus et la paroi correspondante du bassin.

2° Perforer le crâne à un centimètre environ de la racine du nez (et chasser la pulpe cérébrale au moyen d'injections intracrâniennes).

3° Introduire dans la cavité crânienne la branche pleine dont l'extrémité supérieure maintiendra la déflexion, et l'exagérera même, en poussant de bas en haut sur l'occipital. Remonter alors la branche fenêtrée, qui, d'elle-même, tend à se placer obliquement en haut, et en arrière.

Articuler et serrer l'instrument.

4° Tirer et exécuter un mouvement de rotation peu étendu de façon que l'extrémité postérieure du diamètre bimalaire qui butte contre le promontoire, aille se loger dans un des côtés de ce dernier (concavité de la symphyse sacro-iliaque).

En opérant ainsi, on obtient les avantages suivants :

1. On peut opérer dans des bassins dont le diamètre promonto-pubien-minimum offre une longueur de 55, 50, 45, et quelquefois 40 millimètres.

II. On peut vaincre une disproportion entre les diamètres transverses de la base et le diamètre promonto-pubien-minimum de 15, 20, 22, et 24 millimètres.

Dans le récit des expériences faites d'après ce procédé, ainsi que dans le chapitre V (article C.), nous avons donné les raisons pour lesquelles la tête s'engage facilement à travers le détroit supérieur très-rétréci.

Je suis heureux de remercier mon excellent ami et collègue Jules Dagonet, qui a bien voulu dessiner toutes les figures insérées dans ma thèse.

Fig. 1. — Cranioclaste de Carl Braun (de Vienne).

Fig. 2. ·— Branche fenêtrée du cranioclaste en rapport avec la paroi latérale droite du bassin.

Fig. 3. — La même branche dans la même situation mais vue de fac par le pubis.

Fig. 4. — Céphalomètre.

Procédé indiqué par Fabbri.

Fig. 5· — La tête du fœtus avant l'opération, et en position occipito-T gauche. Les diamètres tranverses de la base sont plus étendus que le diam. antéro-postérieur du bassin.

Fig. 6. — (Empruntée au livre de Fabbri). Elle représente la tête pendant l'engagement, à la suite de la deuxième application de l'instrument faite sur la partie postérieure de la région frontale. La direction des yeux montre que les diamètres transverses de la base deviennent obliques en bas et en arrière. — Les flèches indiquent le mouvement combiné de traction et d'élévation qu'il faut imprimer à l'instrument. (*a* pubis).

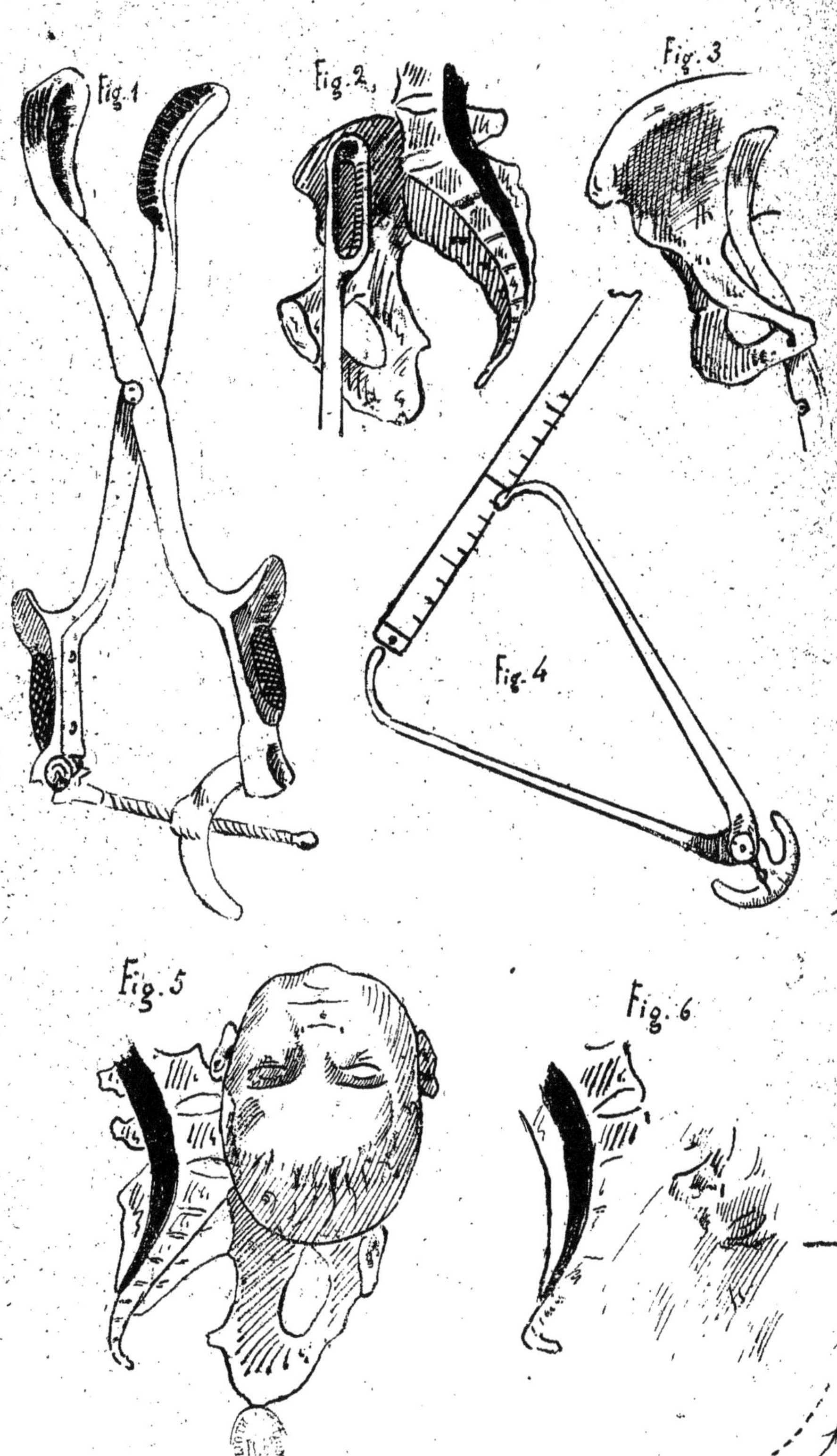

Planche. I
Fig. 1
Fig. 2.
Fig. 3
Fig. 4
Fig. 5
Fig. 6

PLANCHE II.

Ces deux figures représentent les deux phases de l'expérience XV exécutée
sur la table. Elles montrent'que dans le procédé que nous proposons,
la direction oblique donnée à l'instrument pendant qu'on l'applique
(direction qu'il tend du reste à prendre de lui-même), a l'avantage
d'abaisser l'une des extrémités des diamètres transverses de la base.

Fig. 1. — Perforation près de la racine du nez. Tète complètement défléchie. Cranioclaste appliqué exactement sur la ligne médiane du
cou (du menton au creux sus-sternal). Après avoir serré l'instrument jusqu'au bout, on constate que les épingles plantés transversalement sur chaque apophyse malaire MM' (diam. bimalaire) n'ont
pas quitté leur situation transversale.

Fig. 2. — L'instrument est placé obliquement (du menton à la partie
gauche du creux sus-sternal). Pendant qu'on serre l'instrument on
constate que les épingles quittent leur situation tranaversale celle
de droite s'abaissant. Les diam. transverses deviennent de plus en
plus obliques à l'instrument.

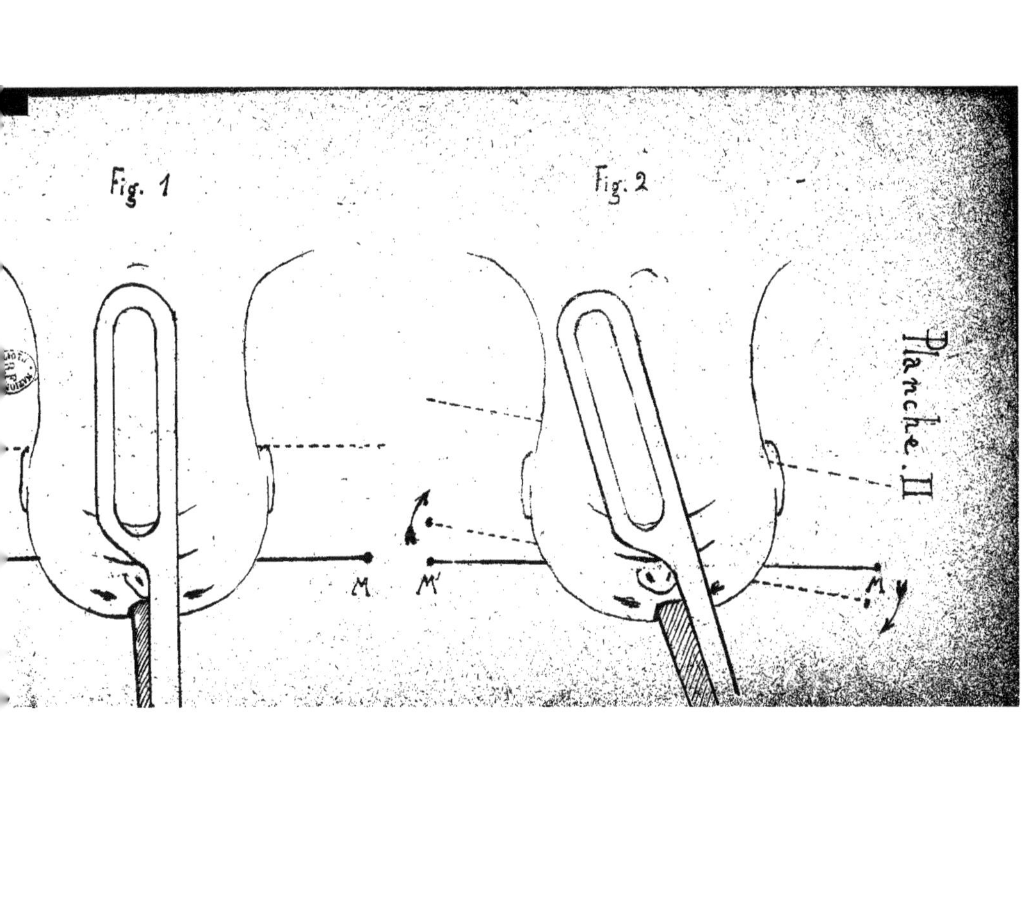

Fig. 1
Fig. 2
Planche. II
M
M'
My

Quatre figures schématiques représentant des coupes et pouvant être comprises par l'explication de la *figure* 3 :

— Elle montre la tête en position occipito-T. gauche, complètement défléchie au moyen de la branche fenêtrée introduite entre la tête et la paroi latérale droite du bassin.

— MM' diamètre bimalaire dirigé d'avant en arrière.

— V l'occiput et tout le reste de la voûte situés à gauche.

— La branche pleine a été introduite dans le crâne. On voit que les deux mors de l'instrument sont séparés par l'interposition de la base, dont le diamètre occipito-frontal, qui ne peut être représenté dans cette figure, est dirigé presque perpendiculairement au plan du détroit, grâce à la déflexion complète. Instrument et tête sont représentés en une coupe horizontale intéressant de la droite du bassin vers la gauche : la branche fenêtrée, la base du crâne, la branche pleine, et la voûte crânienne V.

Procédé qui consiste à placer le diam. bimalaire MM' parallèlement au diam. transverse du bassin.

Fig. 1. — Pendant la rotation. On voit que la branche fenêtrée porte contre l'angle sacro-vertébral. La voûte commence à s'aplatir.

Fig. 2. — Après la rotation et pendant les tractions. La voute continue à s'aplatir. La branche fenêtrée est appliquée sur le promontoire. L'espace compris entre la tête et la paroi postérieure du bassin n'est pas utilisé.

Procédé que nous proposons.

Fig. 3. — Après la déflection complète avec la branche fenêtrée, la perforation près de la racine du nez et l'écrasement.

Avant la rotation,

Fig. 4. — Après la rotation qui a placé le diam. bimal. MM' obliquement,

Pendant l'engagement.

Tout l'espace de l'aire du détroit supérieur est utilisé pour loger l'instrument, la base du crâne et la voûte. Cette dernière n'est aplatie que de la quantité nécessaire pour s'accommoder à la forme du détroit rétréci.

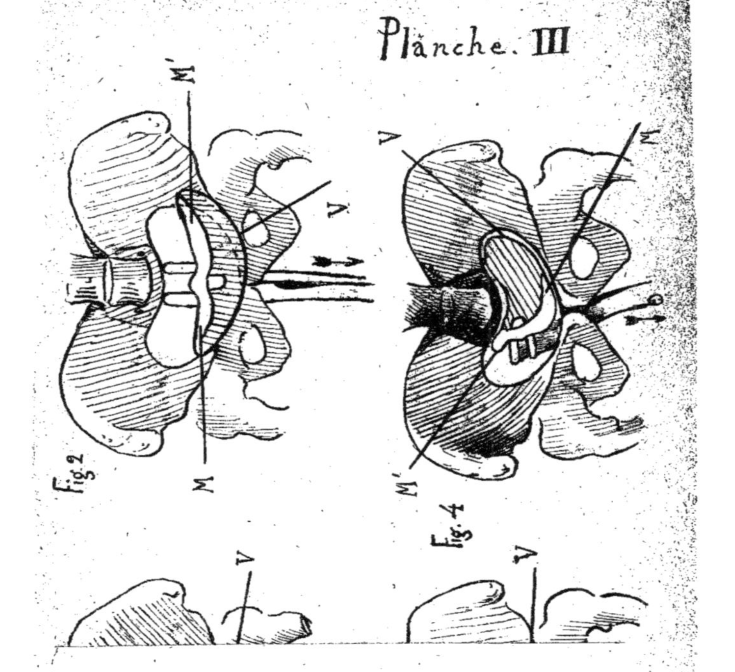

Planche. III
Fig. 2
M'
V
M
V
Fig. 4
M'
V
M
V

PLANCHE IV.

Têtes de deux fœtus extraits d'après notre procédé, et en position occipito-T. gauche.

Fig. 1. — Base décrite page 84 (expérience XV).

1° Tout le côté droit de cette base se trouve abaissé (côté gauche du
lecteur).

2 La lettre *a* indique le défoncement produit contre l'angle sacro-vertébral.

3° La ligne épaisse et noire qui se dirige d'avant en arrière représente
la disjonction que subissent les sutures de la base pendant l'écrasement et le sens dans lequel cette dernière cède à l'action de l'instrument.

Ces sutures sont, en partant de la racine du nez ;

L'échancrure ethmoïdale.

Le sphénoïde antérieur divisé en deux parties latérales et libres, par une
ligne antéro-postérieure.

Le sphénoïde postérieur libre de toutes parts.

L'apophyse basilaire de l'occipital également rendue mobile.

La disjonction se continue à gauche (droite du lecteur) avec la suture
pétro-occipitale gauche.

Fig. 2. — Tête de l'expérience XVI. Le diamètre mento-sus-nasal est
saisi par les mors de l'instrument et dirigé perpendiculairement á
leur direction. L'orifice de perforation, situé très près de la racine
du nez n'a pas été agrandi pendant l'engagement et l'extraction.

La lettre *a* indique le défoncement produit contre l'angle sacro-vertébral.

Par exception, dans cette expérience, c'était l'apophyse malaire gauche
ou postérieure (côté droit du lecteur), qui fut abaissée.

Fig. 1

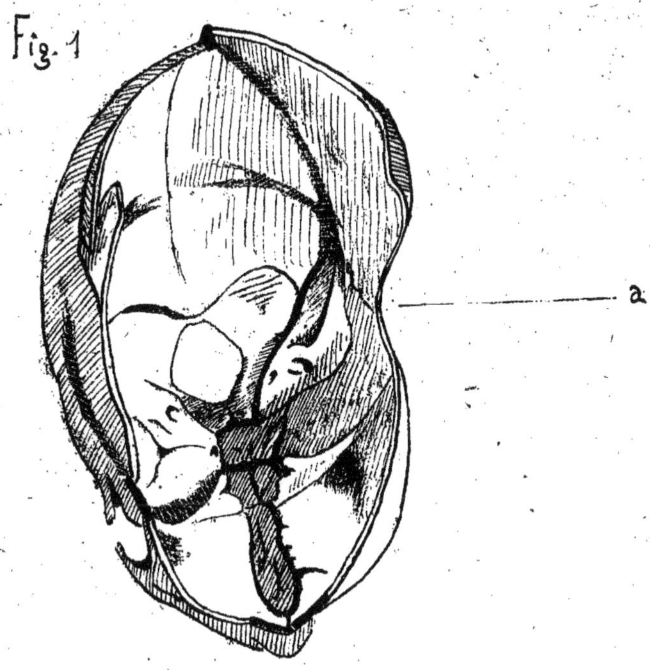

Fig. 2

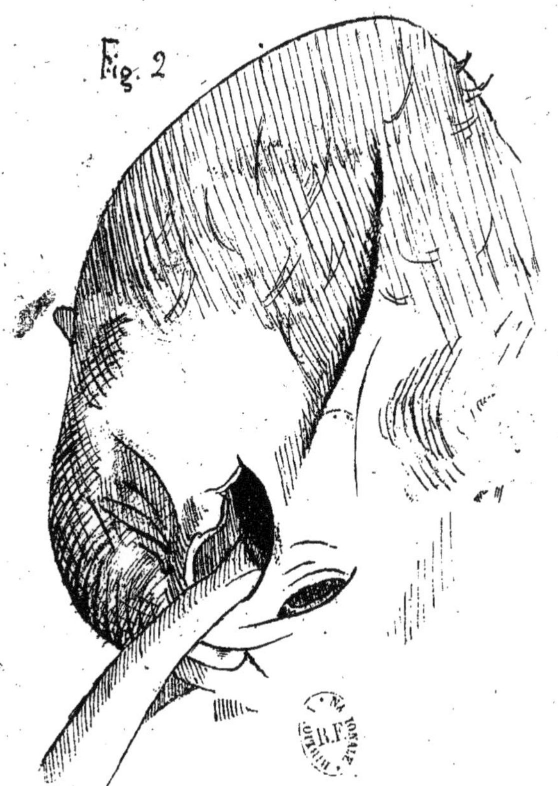

A LA MEME LIBRAIRIE

CADET DE GASSICOURT, médecin de l'hôpital Sainte-Eugénie. — **Traité clinique des maladies de l'enfance.** T. I, *Affections du poumon et de la plèvre.*—1 vol. gr. in-8 de 500 pages, avec 76 figures dans le texte. 1880. 11 fr. T. II. *Affections du cœur, rhumatisme, chorée, fièvre.* — 1 vol. in-8 de 570 pages, avec 100 fig. 13 fr.
L'ouvrage sera complet en 2 volumes.

CANDELLÉ (Dr Henri), ancien interne des hôpitaux de Paris, membre de la Société d'hydrologie médicale. — **Manuel pratique de médecine thermale.** — 1 vol. in-8 jésus de 450 pages, cartonné diamant. 6 fr.

DELFAU (Dr Gérard), ancien interne des hôpitaux de Paris. — **Manuel complet des maladies des voies urinaires et des organes génitaux.** — 1 fort vol. in-8 de 1000 pages, avec 150 fig. dans le texte. — Cet ouvrage est divisé en 6 parties, consacrées, la 1re au *Pénis*, la 2e à l'*Urèthre*, la 3e à la *Vessie*, la 4 à la *Prostate*, la 5e à l'*Appareil séminal*, et la 6e aux *Reins*. 11 fr.

DUJARDIN-BEAUMETZ, membre de l'Académie de médecine, médecin à l'hôpital Saint-Antoine. — **Leçons de clinique thérapeutique**, professées à l'hôpital Saint-Antoine. Recueillies par le Dr CARPENTIER MÉRICOURT. Revues par l'auteur.

1re SÉRIE : *Traitement des maladies du cœur et de l'aorte, de l'estomac et de l'intestin.* 2e édition. 1 vol. gr. in-8 de 800 pages, avec figures dans le texte et une planche en chromolithographie. 16 fr.

2e SÉRIE : 1er *fascicule : Traitement des maladies du foie et des reins.* 1 vol. gr. in-8 de 250 pages. 5 fr.
— 2e *fascicule : Traitement des maladies du poumon.* 1 vol. gr. in-8 de 350 pages avec 2 planches hors texte ou chromolithographie. 7 fr.

LANESSAN (J.-L. DE), professeur agrégé d'histoire naturelle à la Faculté de médecine de Paris. — **Manuel d'histoire naturelle médicale (botanique et zoologie).** — 3 vol. in-18 jésus, formant 2,300 pages et contenant 1,750 figures dans le texte. 1879-1880. 25 fr.

PAULIER (A.-B.), ancien interne des hôpitaux de Paris. — **Manuel de thérapeutique et de matière médicale**, précédé d'une préface, par le Dr DUJARDIN-BEAUMETZ. 2e édition. 1 vol in-18 de 1200 pages avec 200 figures dans le texte, 1882. 12 fr.

PAULIER. — **Manuel d'hygiène publique privée** et ses applications thérapeutiques. — 1 fort vol. in-18 de 800 pages. 1879. 8 fr.

PLAYFAIR (W.-S.), professeur d'obstétrique et de gynécologie à King's Colege, président de la Société obstétricale de Londres. — **Traité théorique et pratique de l'art des accouchements**, traduit et annoté sur la 2e édition anglaise, par le Dr VERMEIL. — 1 beau vol. gr. in-8 de 900 pages, avec 200 fig. dans le texte. 1879. 15 fr.

SINETY (Dr L. DE), membre de la Société de biologie et des Sociétés anatomiques et d'anthropologie de Paris. — **Manuel pratique de gynécologie et des maladies des femmes.** — 1 beau vol. in-8 de 850 pages, avec 160 fig. *originales* dans le texte. 13 fr.

VULPIAN (A.), doyen de la Faculté de médecine, membre de l'Institut et de l'Académie de médecine, médecin de l'hôpital de la Charité, etc., etc. **Maladies du système nerveux**, leçons professées à la Faculté de médecine de Paris. Recueillies par le Dr BOURCERET, ancien interne des hôpitaux. Revues par le professeur. *Maladies de la moelle.* — 1 vol. gr. in-8 compacte. 1879. 16 fr.

VULPIAN (A.), doyen de la Faculté de médecine, etc. — **Clinique médicale de l'hôpital de la Charité**, considérations cliniques et observations par le Dr F. RAYMOND, médecin des hôpitaux. Revues par le professeur. — *Rhumatisme, maladies cutanées, scrofules, maladies du cœur, de l'aorte et des artères, de l'appareil digestif, du foie, de l'appareil respiratoire, maladies générales, empoisonnements chroniques, syphilis, maladies du système nerveux.* — 1 fort vol. gr. in-8 de 958 pages. 1879. 14 fr.

Paris. — A. PARENT, imprimeur de la Faculté de médecine, rue Monsieur-le-Prince, 31.
A. DAVY, successeur.